Ulla Rahn-Huber

Spirulina und Chlorella
Gesund und fit mit Mikroalgen

BEST OFF

Hinweis: Alle Angaben in diesem Buch sind nach bestem Wissen der Autorin gemacht. Weder die Autorin noch der Verlag können für Angaben über Dosis und Wirkung bzw. für eventuelle Nachteile oder Schäden, die aus den im Buch gemachten praktischen Hinweisen resultieren, eine Haftung übernehmen. Es bleibt in der alleinigen Verantwortung des Lesers, diese Angaben einer eigenen Prüfung zu unterziehen. Auf die geltenden gesetzlichen Bestimmungen wird ausdrücklich hingewiesen.

1. Auflage Januar 2015
2. Auflage Mai 2017
3. Auflage Oktober 2023

Postfach 12 03 47· D-93025 Regensburg
Tel. 0 94 04 – 96 14 84· Fax 0 94 04 – 96 14 85
e-Mail: info@best-off-verlag.de
Homepage: www.bestoffverlag.de

ISBN 978-3-89758-344-3

Gesamtherstellung: Patricia Knorr-Triebe
Satz: Birgit Kempke
Umschlaggestaltung: Peter Walla

Ulla Rahn-Huber

Spirulina & Chlorella

Gesund und fit mit Mikroalgen

Inhalt

Rezepte

Vorwort

Inmitten unserer modernen Leistungsgesellschaft mit all ihren Neuerungen und Errungenschaften finden immer mehr Menschen zu einer ursprünglicheren, natürlicheren Lebensweise zurück. Und gerade beim Essen geht der Trend weg von üppigen, aufwändig zubereiteten Menüs hin zu einer leichten, bekömmlichen Kost.

Salate und Gemüse haben Hochkonjunktur und die wachsende Nachfrage nach naturbelassener Ware aus biologischem Anbau lässt allenthalben Natur-kostläden aus dem Boden sprießen. Sogar in großen Supermärkten sind mittlerweile Bioprodukte im Angebot. Dass immer mehr Menschen auf fleisch-arme oder gar fleischlose Kost setzen, lässt sich nicht zuletzt daran ablesen, dass selbst auf der Speisekarte vieler »gutbürgerlicher« Restaurants heutzutage vegetarische Gerichte angeboten werden.

Die wachsende Beliebtheit der leichteren, gesünderen Kost liegt jedoch nicht nur an den gewandelten Lebensumständen und -bedürfnissen. Statistisch gesehen werden wir immer älter. Doch diese Perspektive allein genügt uns nicht. Wir wollen zudem bis ins hohe Alter hinein fit bleiben!

Mikroalgen: Kraftwerke im Miniformat

Um dieses Ziel zu erreichen, müssen wir unserem Körper all die Nährstoffe geben, die er braucht. In dieser Hinsicht können gerade die Mikroalgen Hervorragendes für unseren Organismus leisten. Sie sind im wahrsten Sinne des Wortes Kraftwerke im Miniformat, denn sie beinhalten einen einzigartigen Komplex von Wirkstoffen, der die Stoffwechselfunktionen von Mensch und Tier unterstützt. Durch die Zufuhr von lebenswichtigen Vitalstoffen und regulierenden Substanzen werden die Zellerneuerungs- und Ausscheidungsprozesse im Körper angeregt.

Mit ihrem auffallend hohen Anteil an Eiweiß, Vitaminen, Mineralstoffen und Chlorophyll sind sie die natürliche Nahrungsaufwertung überhaupt, denn sie liefern dem Körper all das, was in der heute üblichen Ernährung – ja sogar in der Vollwertkost – oft fehlt. So enthält die Mikroalge Spirulina beispiels-weise vierzehnmal mehr Beta-Karotin als Karotten und dreimal so viel Eiweiß wie Rindfleisch. In so ausgewogener und reichhaltiger Kombination wie hier kommen diese lebenserhaltenden Stoffe in keinem anderen Naturprodukt vor und so gut wie die Natur wird kein Mensch sie je zusammenstellen können. Das erklärt, warum diese Mikroorganismen unser Wohlbefinden so viel nach-haltiger stärken können als andere Nahrungsergänzungsmittel, die oftmals aus den verschiedensten Substanzen mehr oder weniger willkürlich kombiniert oder synthetisiert werden.

Dem Körper geben, was er braucht

Welche positiven Auswirkungen die grünen oder blaugrünen Winzlinge auf unsere Gesundheit und unser Wohlbefinden haben, wurde nicht nur von naturheilkundlich arbeitenden Ärzten, Heilpraktikern und Ernährungsfachleuten erkannt, sondern mittlerweile auch in zahlreichen wissenschaftlichen Untersuchungen belegt. Und dies erscheint nur natürlich, wenn man bedenkt, dass letztendlich nicht die Herausforderungen und Belastungen des Lebens über unser Wohlbefinden entscheiden, sondern das Maß an Energie, das unserem Körper zur Verfügung steht:

Haben wir zu wenig, ist uns selbst die kleinste Kleinigkeit zu viel, sind wir hingegen gut versorgt, können wir wahre Berge versetzen.

So bietet sich eine Nahrungsergänzung mit Mikroalgen besonders für all jene an, die große Anforderungen an sich und ihren Körper stellen. Mit Mikro-algen gestärkt, können wir einen langen Tag im Büro, kräftezehrende Haus-arbeit, Prüfungs- oder Arbeitsstress und sogar anstrengende Reisen sehr viel besser überstehen. Auch zu Zeiten besonderer körperlicher und auch seelischer Beanspruchung, wie in der Genesungsphase nach Krankheiten, beim Fasten oder während der Schwangerschaft und Stillzeit können wir uns hier den gerade jetzt so dringend benötigten Energieschub holen. Und selbst Hoch-leistungssportler schätzen Mikroalgen als vollwertige Kraftnahrung. Zudem lassen sie sich unterstützend bei der Linderung von allerhand Symptomen einsetzen (siehe »Indikationen von A bis Z«).

In diesem Buch erfahren Sie, wie leicht es ist, uns und unserem Körper mit Mikroalgen etwas wirklich Gutes zu tun!

Durch Nahrungsergänzung Vitalstoffmängeln vorbeugen

Mikroalgen sind so alt wie das Leben selbst und sie scheinen sich vieles von ihrer urtümlichen, starken Vitalität erhalten zu haben, die sie nun – als Ergänzung zur täglichen Nahrung – auch an den Menschen weitergeben können.

Die Ursubstanz des Lebens

Je weiter oben ein Lebensmittel in der Nahrungskette angeordnet ist, desto mehr ist es mit Schadstoffen belastet: Mit jedem Grashalm, den eine Kuh neben der Autobahn frisst, nimmt sie Umweltgifte in ihren Körper auf und speichert diese in ihrem Gewebe. Essen wir das Fleisch dieser Kuh, so nehmen wir damit die konzentrierte Ladung dieser Schadstoffe in uns auf. Mikroalgen sind nicht nur weit unten in der Nahrungskette angesiedelt, als Ursubstanz des gesamten Pflanzenreichs stehen sie ganz an ihrem Anfang.

Verschiedene Algenarten

Es gibt auf unserem Planeten über 25.000 verschiedene Algenarten, vom winzigen Einzeller bis hin zum riesigen Kelp, der eine Länge von bis zu 60 Metern erreicht. Die meisten Spezies ernähren sich vom Sonnenlicht, einige wenige jedoch leben auch von organischer Materie wie beispielsweise Bakterien. Größere Algen wie die Tange heißen Makroalgen. Unter ihnen sind vor allem Agar-Agar, Arame, Hijiki, Kombu, Mekabu, Nori und Wakame als »Gemüse aus dem Meer« bekannt.

Im Gegensatz zu ihren »großen Schwestern« sind Mikroalgen so klein, dass man sie als Einzelorganismus in der Regel nur unter dem Mikroskop erkennen kann. Sie werden bereits heute für eine Vielzahl verschiedener Zwecke eingesetzt: Manche Arten eignen sich zur biologischen Abwasserreinigung, als Bodenverbesserer und zur Gewinnung von Methangas, andere wiederum dienen als Futtermittel oder aber – und das interessiert uns hier am meisten – als Grundstoff für die biochemische und pharmazeutische Industrie sowie als Nahrungsmittel.

Im Meer stellen Mikroalgen, auch Phytoplankton genannt, das erste Glied der Nahrungskette dar. Sie sind so reich an Vitalstoffen, dass selbst riesige Artgenossen wie die Wale von nichts anderem als diesen Winzlingen leben können.

Es gibt blaugrüne Mikroalgen wie Spirulina und Bluegreen-Algen, grüne wie Chlorella und Scenedesmus, rote wie Dunaliella, braune, violette, rosarote, gelbe und schwarze... Sie sind überall anzutreffen – im Wasser, in der Erde, auf Felsen und auf Pflanzen. Die blaugrüne Mikroalge Spirulina ist die Urform; sie hat weder Zellkern noch Zellwände, da in ihrer stark alkalischen Umgebung keine anderen Mikroorganismen überleben können und sie sich folglich nicht mit einer harten Schale vor Konkurrenten oder Feinden schützen muss.

Als Kostergänzung sind vor allem diese blaugrüne Urform und deren grüne Schwester Chlorella interessant. Sie weisen ein besonders breites und ausgewogenes Spektrum und große Mengen von essenziellen Nährstoffen auf. Ihre Färbung verdanken sie dem grünen Chlorophyll; Spirulina enthält in ihrer Struktur zusätzlich blaue Phycocyanin-Pigmente.

Neben Spirulina und Chlorella sind auch die sogenannten Bluegreen-Algen – auch AFA (von der lateinischen Bezeichnung aphanizomenon flos aquae) genannt – auf dem Markt. Sie kommen nur im Klamath Lake in Oregon vor und die Anbieter führen als Verkaufsargument vor allem den besonders hohen Mineralstoffanteil ins Feld. Bluegreen-Algen sind jedoch nicht nur wesentlich teurer als Spirulina und Chlorella, sondern haben – wie in der amerikanischen Presse berichtet wurde – weitere gravierende Nachteile:

- Sie können nicht künstlich gezüchtet werden und damit sind die Wachstumsbedingungen nicht kontrollierbar. Mikrobiologische Verunreinigungen können also nicht ausgeschlossen werden, zumal in der unmittelbaren Umgebung des Sees große Viehweiden liegen.
- In extrem heißen Sommern wurde im Klamath Lake wiederholt die giftige Algenart Microcystis gefunden und eine Kontamination der Bluegreen-Ernte kann nicht ausgeschlossen werden. Microcystis kann schwere Leberschäden verursachen!

- Ein weiteres Risiko: Unter bestimmten Bedingungen kann die AFA-Alge ein gehirnschädigendes Toxin, das sogenannte Anatoxin-A, produzieren.

Aus diesen Gründen wurden die »Bluegreens« in den nachstehenden Empfehlungen nicht berücksichtigt.

Nahrungsergänzung – Wann, wie und warum?

Gehören Sie auch zu den vielen Menschen, die ständig unter Dauerstress stehen? Fühlen Sie sich irgendwie ausgelaugt – nicht richtig krank, aber auch nicht richtig gesund? Oder hat Sie die Frühjahrsmüdigkeit gepackt? Dann ist es Zeit für einen Energieschub! Eine Nahrungsergänzung mit Mikroalgen sorgt für eine Versorgung mit natürlichen Nährstoffen, durch die die Leistungskraft und Vitalität nachhaltig gestärkt werden.

Aber auch, wenn Sie nach einer überstandenen Krankheit oder Operation körperlich geschwächt sind oder ringsum wieder einmal die Grippe grassiert, kann die Zufuhr von zusätzlichen Vitalstoffen sinnvoll sein.

Das Haupteinsatzgebiet von Mikroalgen liegt in erster Linie in der Nahrungsergänzung und -aufwertung. Dennoch lässt sich damit auch bei manchen Krankheitsbildern, die auf eine Unterversorgung mit Vitalstoffen zurückzuführen sind, deutliche Besserung erzielen.

Um Nährstoffdefiziten erst gar keine Chance zu geben, empfiehlt es sich, die Mikroalgen in die tägliche Ernährung mit einzubauen.

Nahrung aus Sonnenlicht

Als sich das erste Leben auf diesem Planeten rührte, hatte es die Form einfacher, einzelliger Organismen, die in den von Wasser überfluteten Gebieten der Erde dahintrieben. Die Entwicklung komplexer Mehrzeller oder gar an Land überlebensfähiger Geschöpfe lag noch in weiter Ferne.

Unter dem Einfluss von Sonnenlicht, Wärme und Wasser gediehen die mikroskopisch kleinen Lebewesen – die Algen – prächtig und fungierten als Bioreaktoren im Kleinformat: Als Sauerstoffbildner schufen sie nicht nur die Erdatmosphäre, sondern produzierten zudem auch Eiweiß, Kohlenhydrate, Aminosäuren, Vitamine, Enzyme sowie generell alle uns bekannten bio-che-

mischen Verbindungen. Während sich ringsum das Leben weiterentwickelte und zu komplizierteren Strukturen griff, blieben diese Mikroorganismen, was sie von Anfang an waren und wandelten weiterhin Sonnenlicht in reine Nahrung um – ein Vorgang, den wir als Photosynthese bezeichnen.
Auch heute noch sind Mikroalgen absolute Meister der Photosynthese: Mit einer Rate von 8 bis 10 % sind sie den an Land wachsenden Pflanzen wie der Sojabohne mit nur 3 % bei weitem überlegen.
Damit sind sie ein geradezu optimaler Speicher für Sonnenlicht. So hat der bekannte Biophotonenforscher Dr. Fritz-Albert Popp bei entsprechenden Messungen in den Mikroorganismen tatsächlich jene Lichtteilchen nachgewiesen, die auf das Vorhandensein von gespeicherter Sonnenkraft deuten. Mit Hilfe der von D. Knapp entwickelten Hochfrequenzfotographie – dem sogenannten »Color-Plate-Verfahren« – lässt sich diese Energiestrahlung sogar optisch festhalten.

Mikroalgen im Vergleich

- **Spirulina** ist eine spiralförmige, sehr nährstoffreiche blaugrüne Mikroalge, die in stark alkalischen Salzseen Mittelamerikas und Ostafrikas heimisch ist. Wir haben es hier also weder mit einer Meeres- noch mit einer Süßwasseralge zu tun. Spirulina wird auch oft als das »grüne Gold« bezeichnet, denn sie ist der absolute Star unter den Mikroalgen: Sie enthält nicht nur eine große Vielfalt von Vitalstoffen in ausgewogener Komposition, sondern ist zudem dank fehlender Zellwände besonders leicht verdaulich. Ihr genügt nämlich als äußere Ummantelung eine weiche Hülle aus Mucopolysacchariden, da in dem stark alkalischen Wasser, das sie zum Wachsen braucht, keine Bakterien oder anderen natürlichen Feinde überleben können. Das macht diese Alge gleichzeitig mikrobiologisch absolut unbedenklich. Gerade wegen ihrer leichten Verdaulichkeit ist Spirulina im Gegensatz zu Chlorella ideal für eine langfristige Nahrungsergänzung geeignet. Viele der Empfehlungen und Rezepte beziehen sich daher auf diese blaugrüne Variante.
- **Chlorella** ist eine einzellige Grünalge, die in mit Essigsäure versetztem Süßwasser unter starker Sonneneinstrahlung gezüchtet wird.

Der Nährstoffgehalt ist generell etwas geringer als bei Spirulina, sie enthält jedoch mehr Vitamin C, das in Spirulina nur in Spuren nachzuweisen ist.

Nachteil: Die harte Zellwand aus Zellulose, die praktisch unverdaulich ist. Sie kann zwar in einem mechanischen oder thermischen Verfahren aufgeschlossen werden, wird aber von manchen Menschen auf Dauer weniger gut vertragen.

So kommt Chlorella für den langfristigen Verzehr oftmals nicht in Frage. Dennoch ergibt sich aus diesem Nachteil ein großer Vorteil: Die Zellwände verleihen Chlorella einen hohen Zelluloseanteil, der Schadstoffe im Darm bindet und so für eine zusätzliche Entgiftung sorgt. Aus diesem Grund ist diese Alge vor allem für Entschlackungskuren gut geeignet.

Die Mikroalge Spirulina

Der Name »Spirulina« leitet sich vom lateinischen Wort für Spirale ab, und betrachtet man diese ungewöhnlichen Gebilde unter dem Mikroskop, so erinnert das, was sich da vor dem Auge windet, stark an winzig kleine Sprungfedern. Und wie in diesen steckt auch in Spirulina geballte Kraft: Dank ihrer einzigartigen Fähigkeit, qualitativ hochwertige Vitalstoffe auf konzentriertere und sehr viel effizientere Weise zu synthetisieren als jede andere Alge, gilt sie nämlich als das Nahrungsmittel der Zukunft schlechthin.

Entwicklungsgeschichtlich betrachtet steht die Alge Spirulina an dem Gabelpunkt, an dem sich das Pflanzen- und Tierreich trennten und stellt damit die ursprünglichste Form des Lebens dar, aus der sich alle anderen entwickelt haben. So ist die Spirale denn auch das Urmuster des Kosmos, das nicht nur den winzigen Mikroorganismen, sondern ganzen Galaxien als Bauplan diente.

Im Gegensatz zu Spirulina haben sich jüngere Algen wie Chlorella von der Spiralform verabschiedet und als Schutz vor Feinden die schwerer verdaulichen, harten Zellwände entwickelt, wie sie für das Pflanzenreich typisch sind.

Mikroalgen sind in folgenden Formen im Handel:

Spirulina: Als Pulver (getrocknete, ganze Algen), in Tablettenform, als Kapseln und als Bestandteil von Schönheitspflegeprodukten
Chlorella: Als Pulver und in Tablettenform

Mikroalgen für Eilige

O ja, im Prinzip wissen wir ganz genau, was gut für unser Wohlbefinden ist: Eine ausgewogene Ernährung, viel Schlaf, Spaziergänge an frischer Luft ... Wenn da bloß nicht die leidige Zeitfrage wäre! Und so bleiben viele Dinge, die wir eigentlich gern tun würden, ungetan. Jeder zusätzliche Handgriff erscheint uns als Belastung, daher lassen wir es lieber ganz bleiben.

Auf die Vorteile der Mikroalgen brauchen wir dennoch nicht zu verzichten: Zum einen sind sie in Zeiten, in denen wir viel um die Ohren haben, besonders wichtig für unser Wohlbefinden und zum anderen können die ganz Eiligen unter uns sie einfach in Tablettenform schlucken. Als natürlicher Verbund sind Mikroalgen allemal besser als jedes künstliche Produkt, und sie auf diese Weise zu verzehren, erfordert keinen großen Aufwand.

Werden Mikroalgen in Tablettenform genommen, dauert der Verdauungs-vorgang etwas länger als bei der Einnahme von Pulver, sodass die Wirkung zwar etwas verzögert, damit aber auch lang anhaltender wird. Um den »Energieschub« schneller zu spüren, kann man die Tabletten lutschen. Dies ist aber nicht unbedingt vor dem Rendezvous mit dem Traumprinzen oder der Traumprinzessin angesagt, denn die Mundwinkel verfärben sich dabei schrecklich grün! Doch keine Angst: Die Farbe geht nach kurzer Zeit von allein wieder weg.

Dosierung:

Für die dauernde Nahrungsergänzung dreimal täglich 2 bis 3 Tabletten Spirulina vor den Mahlzeiten mit etwas Wasser einnehmen.

In Zeiten besonderer Beanspruchung können Sie auch zwischendurch öfter mal eine Spirulina-Tablette lutschen oder schlucken.

Zur Kuranwendung dreimal täglich 5 Tabletten Spirulina oder Chlorella etwa eine Stunde vor den Mahlzeiten mit etwas Wasser einnehmen.

Lutschen oder schlucken, aber nicht kauen!

Spirulina ist hygroskopisch, das heißt, sie zieht Wasser an und klumpt. Kaut man Spirulina-Tabletten, geschieht dies ausgerechnet in den Ritzen zwischen den Zähnen, also gerade dort, wo man mit der Bürste am schlechtesten hinkommt. Und es dauert eine ganze Weile, bis sich die Verfärbung wieder auflöst. Also besser nur schlucken oder lutschen – es sei denn, man hätte ein Faible für grünes Monsterlächeln.

Ein besonderer Tipp: Nehmen Sie ein paar Tabletten Spirulina, wenn Sie zu viel Kaffee getrunken haben. Auch die Begleiterscheinungen des Alkohols können durch die Mikroalge gemildert werden.

Energie pur

Gerade der Einfachheit ihrer Struktur verdanken die Mikroalgen ihre Effizienz. Es gibt weder aufwändige Sonderfunktionen noch Energieverluste. Die ganze Aktivität des Mikroorganismus ist auf eine einzige Aufgabe gerichtet: Licht in Nährstoffe umzusetzen. Und so gibt es keine Pflanze, in der diese in so reiner und konzentrierter Form vorkommen.

Kochen und Backen mit Spirulina

Mikroalgen-Tabletten versorgen den Körper mit wertvollen Vitalstoffen und es konnte mit Hilfe der Hochfrequenzfotographie nachgewiesen werden, dass Spirulina auch in gepresster Form noch stark energetisch geladen ist. Wer aber nach etwas besonders Natürlichem oder auch nur nach einer Abwechslung zu den Tabletten sucht, kann Mikroalgen in Pulverform kaufen und sie als wertvolle Zutat in der Küche verwenden.

Mikroalgen-Pulver ist nicht etwa gemahlen. Vielmehr handelt es sich um unzählige winzige Einzelorganismen, die mit extrem engmaschigen Sieben aus dem Wasser gefischt und anschließend sprühgetrocknet werden. Was zurückbleibt, ist ein staubfeines, dunkelgrünes Pulver.

Wie jedes Nahrungsmittel, das reich an hitzeempfindlichen Vitalstoffen ist, sollte auch Spirulina möglichst keinen langen Garprozessen ausgesetzt werden. Manche Speisen lassen sich allein dadurch aufwerten, dass man das Algen-pulver unmittelbar vor dem Servieren drüberstreut. Andere schmecken jedoch einfach besser, wenn man Spirulina gemeinsam mit den übrigen Zutaten verarbeitet. Auch hier gilt wie so oft: Sehen Sie es nicht allzu eng! Mikroalgen verbessern in jedem Fall den Nährstoffgehalt einer Mahlzeit. Sie sind selbst dann noch wertvoll, wenn man sie – wie beim Backen nicht anders möglich – mitgaren muss. Ansonsten gilt: Das Pulver mit etwas Wasser anrühren und immer erst am Ende des Koch- oder Garprozesses zufügen.

Die nachfolgenden Rezeptvorschläge zeigen, welche Möglichkeiten die unscheinbaren Mikroalgen – und vor allem Spirulina – als Nahrungsaufwertung bieten. Sie sind als Beispiele gedacht. Lassen Sie sich inspirieren! Ihrer Phantasie sind keine Grenzen gesetzt. Ganz gleich, welche Ernährung Sie bevorzugen – Spirulina passt sich allen Geschmacksrichtungen an.

Nicht erschrecken: Die im Mikroalgen-Pulver enthaltenen natürlichen Farbstoffe sind so intensiv, dass sich die Speisen dunkel bzw. grün verfärben. Richtig genutzt, macht das die Gerichte nicht nur vollwertiger, sondern auch attraktiver!

Salate und Rohkost

Mikroalgen sind die optimale Ergänzung zu Salaten und Rohkost, denn hier können sie ihre ganze Vitalkraft ohne jeden Verlust entfalten. Sie bereiten einfach den Salat ihrer Wahl wie gewohnt zu und streuen Spirulina-Pulver darüber.

Alternativ hierzu lässt sich Spirulina auch in das Salatdressing einarbeiten. Hierfür folgende Rezeptvorschläge:

Grüne Salatsauce (für 2 Personen)

¼ l	kaltgepresstes Sonnenblumenöl
1 Tl	Haselnuss Mus
1	Knoblauchzehe
2 – 3 El	Balsamico-Essig (je nach Geschmack)
	Kräutersalz
	eventuell etwas frischen Estragon und Thymian
1 Tl	Spirulina-Pulver

Zubereitung: Die Zutaten in den Mixer geben und zerkleinern. Bei Bedarf noch etwas nachwürzen. Die angegebenen Mengen sind auf Vorrat kalkuliert. Die Salatsauce hält sich im Kühlschrank mehrere Tage.

Spirulina-Kräuterdressing (für 2 Personen)

1 Knoblauchzehe
einige Blättchen Basilikum
etwas glatte Petersilie
2 Tl Balsamico-Essig
2 Tl Senf (je nach Geschmack scharf oder mittelscharf)
2 El gutes Olivenöl
Salz und Pfeffer aus der Mühle zum Abschmecken
½ Tl Spirulina

Zubereitung: Knoblauch pressen, mit Essig, Senf, Öl und der fein gehackten Petersilie zu einer Paste verrühren. Spirulina dazugeben, mit Salz und Pfeffer abschmecken. Basilikum in feine Streifen schneiden und leicht unterheben.

Dieses Dressing schmeckt nicht nur gut zum Salat, sondern eignet sich auch sehr gut zum Marinieren von Gemüse.

Marinierte Zucchini (für 2 Personen)

5 möglichst kleine Zucchini
etwas Olivenöl
Salz

Zubereitung: Backofengrill vorheizen, die Zucchini der Länge nach halbieren, mit Olivenöl einpinseln und salzen.
Mit der Schnittfläche nach oben auf eine leicht geölte Aluminiumfolie (blanke Seite nach oben) legen. Mit etwas Abstand unter dem heißen Grill in ca. 8 Minuten bräunen.
Noch heiß mit Spirulina-Kräuterdressing marinieren. Schmeckt lauwarm oder kalt mit Vollkornbrot.
Wer keinen Grill hat: Zucchini bei 250 °C (Umluft 225 °C) auf der obersten Schiene im Backofen in etwa 10 bis 15 Minuten garen.

Achtung:
Tauchen Sie nie einen nassen Löffel in Ihr Spirulina-Glas. Das dunkelgrüne Pulver würde sofort daran festklumpen!

Kartoffeln einmal anders

Kartoffeln sind gerade in unseren Breiten nicht aus der Küche wegzudenken. Neben *Salzkartoffeln* oder *Petersilienkartoffeln* nach deutscher Hausfrauenart lassen sich allerhand schmackhafte und vollwertige Gerichte zubereiten. Hier einige Vorschläge zur beliebten Knolle:

Zweierlei Püree (für 2 Personen)

500 g	Kartoffeln
1	Tasse Wasser
½ Tl	gemahlener Kümmel (nach Belieben)
½ Tl	Salz
1 Stich	Butter
⅛ Liter	süße Sahne
1 Tl	Spirulina-Pulver

Zubereitung: Kartoffeln in wenig Wasser (noch besser: im Dampf-einsatz) kochen und schälen. Wasser erhitzen, mit Salz und Kümmelpulver würzen. Die Kartoffeln hineinpressen. Butter hinzufügen. Spirulina-Pulver mit 2 El Sahne anrühren. Restliche Sahne unter kräftigem Rühren in die Kartoffelmasse einarbeiten. Die halbe Menge mit der Spirulina-Sahne-Mischung grün färben. Goldgelbes und grünes Püree abwechselnd nebeneinanderschichten. Das schmeckt nicht nur gut, sondern sieht auch wunderbar aus!

Gemüseplätzchen (für 2 Personen)

100 g	geriebene Karotten
150 g	geriebene Kartoffeln
1	Zwiebel, fein gehackt
1 El	Crème fraîche
½ Tl	Spirulina-Pulver
1 Tl	Gemüsesuppen-Pulver (am besten aus dem Bioladen)
	Kräutersalz zum Abschmecken
1 El	Olivenöl zum Braten

Zubereitung: Karotten, Kartoffeln und Zwiebel mischen. Spirulina und Suppenpulver in die Crème fraîche einrühren und unter die Gemüsemischung heben. Mit Kräutersalz abschmecken. Die Masse zu flachen Plätzchen formen und in der leicht geölten Pfanne knusprig braten.

Gute Nachricht für Vegetarier: Noch nie ist in unserem Land so viel Fleisch verzehrt worden wie heute. Kam früher in den meisten Familien allenfalls am Sonntag ein Braten auf den Tisch, sind Fleisch und Wurst mittlerweile zur Alltagskost geworden. Gemüse und Salate werden oft an den Tellerrand in ein trauriges »Beilagen-Dasein« verbannt. Die sich mehrenden Medienberichte über die skandalösen Verhältnisse in der Massentierhaltung, die BSE-Gefahr sowie die zunehmende Hormonbelastung lassen jedoch viele Menschen aufhorchen und nach Ernährungsalternativen suchen. Wenn da nur nicht die Frage nach dem Eiweiß und dem seltenen Vitamin B12 wäre, welches – so die weitläufige Meinung – nur im Fleisch zu finden ist. Und eben hier bietet Spirulina eine echte Alternative: Die Alge enthält nicht nur etwa 60% Eiweiß, sondern zudem auch eben dieses Vitamin B12 – sogar mehr als Rinderleber, die bislang als die Hauptquelle galt.

Nicht nur Spinat macht Nudeln grün – auch Spirulina bringt Farbe in Spaghetti & Co. Hier ein Rezept für selbstgemachte Vollkorn-Bandnudeln:

Nudeln in grün (für 2 Personen)

200 g	Weizen-Vollkornmehl
2	Eier
1 Tl	Spirulina-Pulver
	etwas Salz

Zubereitung: Die Zutaten zu einem glatten Teig verkneten.
Eine Schüssel darüberstülpen, damit er nicht austrocknet und eine halbe Stunde ruhen lassen. Anschließend mit der Nudelmaschine oder dem Nudelholz mehrmals ausrollen, bis er geschmeidig ist.
Den ausgewalzten Teig in ca. 0,5 bis 1 cm breite Streifen schneiden.
Die Nudeln in Salzwasser nicht zu weich kochen.

Wem das Nudelmachen zu viel Arbeit ist, der kann auch auf die fertig gekaufte Variante zurückgreifen und Spirulina in die Sauce geben, zum Beispiel in folgende:

Grüner Rahm (für 2 Personen)

1	Knoblauchzehe
100 g	süße Sahne
1 Tasse	Gemüsebrühe
	etwas Salz
1 gehäufter El	geriebene Mandeln
½ Tl	Spirulina-Pulver

Zubereitung: Knoblauch schälen und durch die Presse drücken. Sahne mit Brühe, Salz, Mandeln und Knoblauch in etwa 10 Minuten dick einkochen lassen. Zuletzt das Spirulina-Pulver unterrühren.

Mit Spirulina bekommen nicht nur Alltagsgerichte eine neue Note. Es lassen sich damit auch andere originelle Gerichte aus der Gemüseküche aufwerten. Zum Beispiel:

Avocado »doppelt grün« (für 1 Person)

1	Avocado
1 Tl	Spirulina-Pulver
1 Stange	frischen Spargel (gekocht)
2 Tl	saure Sahne
	Kräutersalz, Pfeffer aus der Mühle

Zubereitung: Avocado aushöhlen. Das Fruchtfleisch zusammen mit den anderen Zutaten in den Mixer geben und pürieren. Die Mischung in die Avocado Schalen füllen. Mit Toast zum Abendbrot servieren.

Gemüserollen

1 Paket	Tiefkühlblätterteig
100 g	Kohl
1	Karotte
1	kleine Zwiebel
1	kleine rote Paprikaschote
1 Tl	Spirulina-Pulver
4 Tl	Sojasauce
2 El	gutes Sonnenblumenöl
	etwas Salz oder Kräutersalz

Zubereitung: Blätterteig nach Vorschrift auftauen, ausrollen und in etwa 12 x 15 cm große Stücke schneiden. Das Gemüse klein schneiden und in Öl kurz anbraten (es soll noch Biss haben). Mit den Gewürzen abschmecken. Spirulina-Pulver unterheben. Die Gemüsemischung auf die Teigstücke häufen und einrollen. Die Teigkanten mit etwas warmem Wasser bepinseln und festdrücken. Im Backofen bei 200 °C (Umluft 175 °C) in etwa 25 bis 30 Minuten goldbraun backen. Als Vorspeise oder – mit Salat gereicht – als leichte Hauptspeise servieren.

> Spirulina passt gut zu folgenden Gemüsesorten: Brokkoli, Erbsen, Fenchel, Karotten, Kohl, Kürbis, Lauch, Schwarzwurzeln, Spargel, Spinat, Topinambur, Zucchini, Zwiebeln

Eine gute Möglichkeit, Spirulina-Pulver zu verarbeiten, bieten auch Dips und Aufstriche aller Art:

Avocado-Basilikum-Dip (für 4 Personen)

2 Bund Basilikum
1 Zitrone (ausgepresst)
1 reife Avocado (Fruchtfleisch)
1 Tl Spirulina-Pulver
150 g Schmand
100 g süße Sahne
2 Tl milder Senf
etwas Salz und Pfeffer aus der Mühle

Zubereitung: Basilikum waschen und die Blättchen fein hacken. Das Fruchtfleisch der Avocado mit dem Zitronensaft im Mixer pürieren, die anderen Zutaten dazugeben, mit Salz und Pfeffer abschmecken.

Salsa verde (für 4 Personen)

1 Bund Petersilie und 1 Bund Basilikum
200 ml Gemüsebrühe
20 g frisch geriebener Parmesan
30 g Semmelbrösel
3 El gutes Olivenöl
1 hartgekochtes Eigelb
etwas Salz und Pfeffer aus der Mühle

Zubereitung: Kräuter waschen und Blättchen abzupfen.
Mit dem Pürierstab in einer hohen Rührschüssel pürieren. Nach und nach die Brühe dazugießen. Anschließend den Parmesan, die Semmelbrösel, das Öl und das Eigelb hinzufügen. Mit Salz und Pfeffer abschmecken.
Salsa verde ist nicht nur lecker als Dip, sondern passt auch als Sauce zu Pellkartoffeln, Nudeln und Gemüse.

Spirulina-Butter

125 g	Butter
1 Bund	krause Petersilie
1	Knoblauchzehe
1 El	Spirulina-Pulver
	etwas Salz

Zubereitung: Die Butter bei Raumtemperatur weich werden lassen.
Petersilie waschen und fein hacken, Knoblauchzehe pressen. Zusammen mit dem Spirulina-Pulver mittels einer Gabel in die Butter einkneten.

Tofu-Spirulina-Aufstrich (für 2 Personen)

300 g	Tofu
1 El	gutes Sonnenblumenöl
1	Zwiebel
1	Knoblauchzehe
1 Bund	frische Kräuter (Schnittlauch, Petersilie)
1 Tl	Spirulina-Pulver
1 El	grüne Pfefferkörner aus dem Glas
	etwas Salz, Paprikapulver

Zubereitung: Tofu mit der Gabel zerdrücken und mit dem Öl im Mixer fein pürieren. Zwiebel fein hacken, Knoblauch pressen und gemeinsam mit dem Spirulina-Pulver und den grünen Pfefferkörnern der Masse zufügen.
Mit Salz und Paprikapulver abschmecken. Vor dem Servieren mindestens 3 Stunden im Kühlschrank ruhen lassen.

> Nicht nur für Menschen ist Spirulina gut: Auch Katzen haben es gern. Der Dank: freundliches Schnurren und glänzendes Fell.

Grüne Kraft für starke Kids

Gerade bei Kindern ist eine ausgewogene Ernährung wichtig. Sie müssen wachsen und sind daher dringend auf eine nährstoffreiche Kost angewiesen. Alles, was aber auch nur im Entferntesten nach »gesund« aussieht, lehnen viele Kids jedoch zum Leidwesen ihrer Eltern ab. Wenn es nach ihnen ginge, könnte der Speisezettel ausschließlich aus Spaghetti mit Tomatensauce und Pommes Frites mit Ketchup bestehen. Da ist es umso wichtiger, ab und zu ein bisschen »grünes Gold« unters Essen zu mischen.

Interessanterweise kommt Spirulina bei Kindern, denen ja normalerweise nur allzu schnell ein »Igittigitt« auf den Lippen liegt, oft erstaunlich gut an. Ob es die grüne Farbe ist oder der Geschmack – wer kann das schon sagen. Sind Kinder von klein auf an die dunkelgrünen Tabletten gewöhnt, kauen und lutschen sie geradezu inbrünstig darauf herum und lachen uns mit breitem, grünen Monstergrinsen an. Da kann es schon einmal vorkommen, dass man vor ihnen das Spirulina-Glas verstecken muss wie ansonsten nur Süßigkeiten oder Kartoffelchips.

Gerade Kinder sind von den farblichen Möglichkeiten der Mikroalgen begeistert – zum Beispiel in der Weihnachtsbäckerei:

Tannenbaumplätzchen

100 g Butter
180 g Vollkornweizenmehl
20 g Rohrzucker
3 El süße Sahne
½ Tl Spirulina-Pulver

Zubereitung: Die Zutaten zu einem glatten Teig verarbeiten, ½ Stunde kühl stellen. Dünn ausrollen und Tannenbäume ausstechen. Bei 175° (Umluft 160°) in etwa 15 Minuten backen.

Spirulina-Pulver eignet sich übrigens hervorragend zum Färben von Ostereiern. Sie brauchen es nur dem Kochwasser zuzugeben. Da hat man zwar nichts vom Nährwert, doch man kann sicher sein: diese Speisefarbe ist absolut unschädlich!

Für ein buntes Nest einen Teil der Eier mit Spirulina färben; bei den anderen Zwiebelschalen oder die Schalen von roter Bete ins Kochwasser geben. Die hartgekochten Eier anschließend mit ein paar Tropfen Öl einreiben, damit sie schön glänzen.

Ein Wort zum Thema Kalzium

Kalzium ist ein wichtiger Knochenbaustein und spielt daher gerade in der Kinderernährung eine zentrale Rolle. Und auch für uns Erwachsene ist es unverzichtbar, wollen wir nicht an Osteoporose erkranken – einer Krankheit, die durch Kalziumentzug aus den Knochen entsteht und heute als eine der »Volkskrankheiten« gilt. Zur Vorbeugung wird auch heute noch immer wieder das Trinken von Milch empfohlen. Interessanterweise sind es aber gerade die Länder mit dem weltweit höchsten Milchverzehr, wie die USA, Finnland, Deutschland und die Schweiz, die die höchste Osteoporose-Rate zu verzeichnen haben. Warum? Kuhmilch enthält neben Kalzium große Mengen an Phosphaten und das für den Menschen artfremde Kaseineiweiß. Unter dem Einfluss der menschlichen Magensäure kommt es zu chemischen Reaktionen, die 50 bis 70 % des in der Milch enthaltenen Kalziums binden und daher unresorbierbar machen. Da bleibt von dem viel beschworenen Kalziumreichtum natürlich nicht mehr viel übrig. Aber damit nicht genug: das Kaseineiweiß führt zudem dazu, dass der Körper große Mengen Kalzium über den Urin ausscheidet, mehr sogar als die Milch dem Körper zuführt. Da Milch und Milchprodukte (außer Butter und Sahne) neben Kalzium auch viel Kaseineiweiß enthalten, sind sie eben keine Kalziumlieferanten, sondern Kalziumräuber. Hunderte von wissenschaftlichen Studien haben dieses Phänomen belegt: werden dem Körper große Mengen Kaseineiweiß zugeführt, so verliert der Körper mehr Kalzium, als er mit der Nahrung zugeführt bekommt – wie hoch die Zufuhr auch sein mag.

Gerade in dieser Hinsicht kann Spirulina einen wertvollen Beitrag zur Gesunderhaltung des Körpers leisten: Sie enthält nämlich nicht nur wesentlich besser verträgliches pflanzliches Eiweiß, sondern zudem ebenso viel Kalzium wie die zu Unrecht so viel gepriesene Milch.

Statt Milch: ein grüner Kalzium-Drink (reicht für 1 großes Glas)

½	Avocado (Fruchtfleisch)
½ Bund	Basilikum
2 Tropfen	Distelöl
5	Walnußkerne
1 Tl	Spirulina
1 El	Schmelzflocken
1 Tasse (150 ml)	Lapachotee

Zubereitung: Zutaten pürieren, Schmelzflocken einrühren und mit kaltem Lapachotee aufgießen. Vom Kalziumgehalt dieses Drinks kann Milch nur träumen!

Und wie ist es mit dem Eiweiß?

Als Ursubstanz des Pflanzenreichs weisen Spirulina-Algen eine einfache Struktur auf. Sie haben kaum stärkespeichernde Zellen und eine geringe Zellmembranverzweigung, dafür aber einen umso größeren Anteil von Ribosomen, jenen Zellkörpern, die für die Produktion von Eiweißen zuständig sind. So sind sie mit einem Eiweißgehalt von etwa 60 % (je nach Wachstumsbedingungen) absoluter Spitzenreiter unter den Proteinlieferanten. Sogar die bisherige »Eiweißpflanze« Soja und das angeblich so eiweißreiche Rindfleisch wird bei weitem übertroffen.

Eiweißgehalt von Spirulina im Vergleich zu anderen Nahrungsmitteln:

Rindfleisch	18-20 %	Eier	10-25 %
Weizen	6-10 %	Sojabohnen	33-39 %
Reis	7 %	Fisch	20 %
Spirulina	60-65 %		

Spirulina-Eiweiß hat zudem eine für die menschliche Ernährung besonders vorteilhafte Zusammensetzung. Es enthält die acht sogenannten essenziellen (also unbedingt lebensnotwendigen) sowie zehn weitere Aminosäuren. Darunter befinden sich vor allem solche, die bei der Linderung von Stresserscheinungen eine wichtige Rolle spielen: Leucin, Isoleucin sowie das für den Blutbildungsprozess so wichtige Valin.

Die Eiweiße der meisten anderen Pflanzen sind biologisch nicht so vollwertig, da ihnen in der Regel eine oder zwei der Aminosäuren fehlen. Es nützt jedoch nichts, fehlende Proteinbausteine ein andermal »nachzureichen«, denn leider kann der Körper die bereits aufgenommenen nicht speichern. Er braucht sie also alle auf einmal, um die physische Regeneration und Aufrechterhaltung der Körper-funktionen gewährleisten zu können.

Dass pflanzliches Eiweiß wesentlich gesünder ist als tierisches, wurde bereits in den vierziger Jahren in den USA nachgewiesen: Ratten wurden nämlich bei mäßiger pflanzlicher Ernährung doppelt so alt wie bei Fütterung mit reichlich tierischem Eiweiß. Dass pflanzliches Protein nicht gleich pflanzlichem Protein ist, liegt an der unterschiedlichen Verdaulichkeit. So ist das Spirulina-Protein beispielsweise fünfmal leichter aufzuschließen als das Eiweiß der Sojabohne.

In Spirulina enthaltene essenzielle Aminosäuren:

Isoleucin	Sorgt für optimales Wachstum, die Entwicklung der Intelligenz und die Aufrechterhaltung des Stickstoffhaushalts im Körper.
Leucin	Regt die Gehirnfunktion an und steigert die Muskelenergie.
Lysin	Ist ein Baustein der Antikörper im Blut, stärkt den Kreislauf und sorgt für ein normales Zellwachstum.
Methionin	Ist für den Lipidstoffwechsel und die Gesunderhaltung der Leber zuständig.
Phenylanin	Wird zur Produktion des Schilddrüsenhormons Thyroxin benötigt, das die Stoffwechseltätigkeit anregt.
Threonin	Unterstützt die Darmtätigkeit und fördert die Verdauung.
Thryptophan	Verbessert die Verwertbarkeit von Vitaminen der B-Gruppe, stärkt die Nerven und wirkt Stimmungsschwankungen entgegen.
Valin	Sorgt für mehr geistige Frische und eine bessere Koordination der Muskulatur.

Neben den essenziellen enthält Spirulina auch zehn von insgesamt zwölf nicht-essenziellen Aminosäuren. Nicht-essenziell bedeutet keinesfalls, dass diese unwichtig wären; es heißt vielmehr, dass der Körper sie gegebenenfalls selbst erzeugen kann, wenn ihm über die Nahrung die geeigneten Baustoffe dafür zugeführt werden. Dennoch ist es natürlich besser, wenn sie direkt über das Essen zur Verfügung gestellt werden. Schließlich müssen ja, wie bereits oben gesagt, **alle Aminosäuren gleichzeitig** im Körper vorhanden sein, um eine reibungslose Produktion von Enzymen, Proteinen, Botenstoffen und anderen Stoffwechselprodukten durch die Zellen zu ermöglichen.

In Spirulina enthaltene nicht-essenzielle Aminosäuren:

Alanin	Stärkt die Zellwände.
Arginin	Wichtig für die männliche Zeugungskraft, da 80 % der Samenflüssigkeit aus Arginin bestehen. Wirkt gleichzeitig blutreinigend.
Asparginsäure	Unterstützt die Umwandlung von Kohlenhydraten in Zellenergie.
Cystin	Hält die Bauchspeicheldrüse gesund und stabilisiert damit den Blutzucker- und Kohlenhydratstoffwechsel.
Glutaminsäure	Ist neben Glukose eine der wichtigsten Energiequellen für die Gehirnzellen. Wird mit Erfolg in der Suchtentwöhnung eingesetzt, da sie das Verlangen nach Alkohol dämpft. Stabilisiert die mentale Verfassung und steigert die Konzentrationsfähigkeit.
Glycin	Versorgt die Zellen mit Energie und erhöht die Verfügbarkeit von Sauerstoff.
Histidin	Stärkt die Nervenverbindungen, vor allem in den Hörorganen. Bei manchen Fällen von Taubheit lässt sich durch die Verabreichung von Histidin eine Besserung erzielen.
Prolin	Ist eine Vorstufe der Glutaminsäure.

Serin	Trägt zur Bildung des fetthaltigen Schutzmantels von Nerven-fasern bei.
Tyrosin	Verlangsamt die Zellalterung und dämpft die Hungerzentren im Hypothalamus. Spielt eine Rolle bei der natürlichen Haar- und Hautfärbung und verringert die Sonnenbrandneigung.

Und was ist mit den Allerkleinsten?

Angesichts der oben beschriebenen Unverträglichkeit von Kuhmilch für den menschlichen Organismus ist es wichtig, sich auch über die Ernährung von Babys Gedanken zu machen. Gerade in der Säuglingsnahrung erscheint sie auf den ersten Blick ja als einzige Alternative zur Muttermilch. Und so gut wie jedes Baby wird nach dem Abstillen mit Breien aus Kuhmilch gefüttert.

Um von der Milch wegzukommen, erscheint die Spirulina-Alge mit ihrem hohen Kalzium- und Eiweißanteil ganz besonders geeignet.

½ Tl Spirulina-Pulver unter eine Portion Mandel- oder Reismilchbrei (aus dem Naturkostladen oder Reformhaus) gemischt, ist vom ernährungsphysiologischen Standpunkt aus gesehen eine geradezu ideale Babykost.

Für selbstgemachte Mandelmilch gilt folgendes Rezept:

Spirulina-Nussmilch

60 g Mandeln
½ l Wasser
1 Tl bis 1 El Spirulina-Pulver
evtl. 1 El Honig

Zubereitung: Die Mandeln 12 Stunden lang in Wasser einweichen. Anschließend mit heißem Wasser überbrühen und die Schalen entfernen. Die Mandeln fein mahlen, mit Wasser, Spirulina-Pulver und Honig ins Mixerglas füllen und verflüssigen. Verbliebene große Stückchen heraussieben.

Und wie, so könnte man fragen, sieht es mit dem Geschmack aus? Haben wir nicht alle das Bild von spinatspuckenden Kleinkindern vor Augen, die alles ablehnen, was nicht so schmeckt, wie sie es gerne hätten? Nun, dazu kann man nur folgendes sagen: Ein Baby, das nicht von klein auf an süße – also zuckerhaltige – Breie gewöhnt ist, wird den Spirulina-Geschmack als völlig normal empfinden und nicht ablehnen! Doch auch eine spätere Umstellung auf Mandelmilch mit Mikroalgen muss nicht zum Scheitern verurteilt sein, denn oft gefällt Kleinkindern der Naturgeschmack von Spirulina ausgesprochen gut. Sollte Ihr Baby diese Art von Nahrung dennoch ablehnen, können sie es wie oben im Rezept beschrieben mit dem Zusatz von etwas Honig probieren.

Besonders gern wird die Mikroalgen-Kost übrigens angenommen, wenn die Mutter bereits während der Schwangerschaft und Stillzeit selbst ihre Nahrung mit Spirulina aufgewertet hat. Dann ist der Geschmack für die Kleinsten das Allernormalste und -natürlichste der Welt!

Energiedrinks aus der Saftpresse

In einer Zeit, in der Äpfel und Birnen oft nur noch wie Äpfel und Birnen aussehen, aber nichts mehr von deren wertvollen Inhaltsstoffen haben, erscheint es immer zweifelhafter, ob wir unseren täglichen Vitamin- und Mineralstoffbedarf wirklich allein durch den Verzehr von Obst und Gemüse decken können.

Einen richtigen Energieschub liefern da frische Säfte mit Spirulina. Beim Mischen des Pulvers ist darauf zu achten, dass wir es hier mit einem reinen Naturprodukt und keinem sofort löslichen Instant-Erzeugnis zu tun haben. Es kann also in Verbindung mit Flüssigkeit etwas klumpen. Um dies zu vermeiden, wird es immer mit etwas Wasser oder Saft angerührt, bevor man den Rest des Getränkes zufügt. Innerhalb kürzester Zeit verschmilzt das Spirulina-Pulver mit der Flüssigkeit und gibt ihr eine schöne grüne Farbe.

Spirulina-Drinks sollten immer frisch zubereitet werden. Im Trockenzustand lässt sich das Pulver gut lagern, ist es aber erst einmal in Kontakt mit Flüssigkeit gekommen, muss man es sehr schnell aufbrauchen.

Wichtig: Spirulina nie mit stark säurehaltigen Säften wie Orangen-, Zitronen-, Grapefruit-, Preiselbeer-, Ananas- oder Tomatensaft mischen, denn dadurch würde das wertvolle Chlorophyll teilweise zerstört!

Chlorophyll – das grüne Blut

Grünpflanzen – und damit auch die Mikroalgen – haben eines gemeinsam: Sie enthalten Chlorophyll, einen für seine reinigende und entgiftende Wirkung bekannten Farbstoff. Dieser wird manchmal auch »grünes Blut« genannt, weil er dem Hämoglobin-Molekül des menschlichen Blutes sehr ähnlich ist. Chlorophyll hat jedoch ein Magnesium-Ion in seinem Kern, das ihm die grüne Farbe verleiht, während Hämoglobin auf Eisen aufgebaut und damit rot ist. Die positive Wirkung von Mikroalgen auf Blutmangelerkrankungen (Anämie) wird auf eben diese Ähnlichkeit zwischen Chlorophyll und Hämoglobin sowie ihren hohen Anteil an bioverfügbarem Eisen zurückgeführt.

Spirulina enthält 1% Chlorophyll und hat den höchsten Anteil an Chlorophyll-A, der je in der Natur gemessen wurde. Chlorella erreicht 2 bis 3%, und zwar überwiegend in Form von Chlorophyll-B. Von seiner Art her ist das in Mikroalgen enthaltene Chlorophyll identisch mit dem unserer gewohnten Nahrungspflanzen. Selbst wer noch nie zuvor Spirulina oder Chlorella genommen hat, führt seinem Körper also nichts Ungewohntes oder Exotisches zu.

Superschnelle Drinks

Am wenigsten Aufwand bereitet es natürlich, die Mikroalgen einfach in fertigen Gemüse- oder Obstsaft einzurühren. Am besten schmecken sie mit Apfel- oder Heidelbeersaft.

Dazu 1 Tl bis 1 El Spirulina-Pulver mit etwas Saft oder Wasser anrühren und anschließend mit ¼ l Saft nach Wahl auffüllen.

Wer mehr Zeit hat, kann den Saft natürlich auch selbst pressen!

Neben solchen »Mono-Säften« sind auch folgende Mischungen beliebt:

Saftmischungen

Apfel mit	Karotte (+ rote Bete)
	Gurke
	Pfirsich
	Heidelbeeren
	Birne
	Banane (+ Karotte)
	Sellerie
Karotte mit	Sellerie
	Aprikose (+ Mango)
	Pfirsich (+ Mango)
Pfirsich mit	Mango (+ Banane)
	Papaya (+ Birne)
Papaya mit	eingeweichter Dattel + Banane

Besonders gut sind diese Saftmischungen, wenn man sie zusätzlich – je nach Geschmack – mit Kardamom, frisch geriebenem Ingwer, gemahlenem Zimt, gemahlenen Nelken oder echter Bourbon-Vanille verfeinert.

Spirulina-Gemüse-Cocktail

2-3	Karotten
1	rote Bete
¼	Sellerie
1	mittelgroßer Apfel
¼	Salatgurke
1-2 Tl	Spirulina-Pulver

Zubereitung: Gemüse unter fließendem Wasser bürsten, ungeschält zerkleinern und nach und nach in den Entsafter geben. Ergibt etwa ½ Liter Saft. Spirulina-Pulver mit etwas Flüssigkeit anrühren, mit dem Saft aufgießen und sofort trinken.

Mit Spirulina angereicherte Obst- und Gemüsesäfte sind eine ideale Möglichkeit, den täglichen Vitamin- und Mineralstoffbedarf zu decken. Vielleicht haben Sie auch schon einmal synthetische Vitamin- und Mineralstoffpräparate eingenommen und sich gewundert, weil die erwünschte Wirkung ausblieb. Dies liegt daran, dass der Körper mit vielen nichtorganischen Substanzen nichts anzufangen weiß, weil er sie einfach nicht erkennt oder diese disharmonisch zusammengestellt sind. Darüber hinaus mehren sich die Beweise dafür, dass synthetische Mineralien die Aufnahme von organischen Substanzen blockieren und es damit letztendlich zu Mineralstoffmangel kommen kann.

Das Wasser, in dem Spirulina gedeiht, ist außerordentlich reich an Mineralien, die neben verschiedenen daraus entstehenden Derivaten in die Zellen aufgenommen und dort als natürliche, organische Strukturen eingelagert werden. Im Gegensatz zu synthetischen Präparaten können sie vom Körper leicht resorbiert werden.

Die wichtigsten in Spirulina enthaltenen Mineralien und Spurenelemente:

Eisen	Ist wichtig für die Bildung von Hämoglobin, dem Sauerstoff tragenden Farbstoff der gesunden roten Blutkörperchen. Eisenmangel ist besonders bei Frauen im gebärfähigen Alter weit verbreitet.
Kalium	
Kalzium	
Magnesium	Ein wichtiges Mineral, das den Elektrolythaushalt des Körpers im Gleichgewicht hält. Kaliummangel kann zu Herzstillstand, Bluthochdruck, Nierenversagen und Muskelermüdung führen.
Mangan	Das im Körper in der höchsten Konzentration vorkommende Mineral ist besonders für die Gesundheit von Knochen und Zähnen wichtig, erfüllt aber auch bei der Weiterleitung von Nervenreizen an die Muskulatur eine wichtige Aufgabe.
Phosphor	Nach Kalzium ist Phosphor das im menschlichen Körper am häufigsten anzutreffende Mineral; es ist praktisch in jeder Zelle vorhanden. Gemeinsam mit Kalzium sorgt es für die Aufrechterhaltung der Knochendichte. Außerdem wird es zur Verdauung von Kohlenhydraten und der Assimilation der B-Vitamine Niacin und Riboflavin gebraucht.

Selen	Wurde ursprünglich für ein toxisches Schwermetall gehalten, doch heute hat man seine Bedeutung für die Gesundheit erkannt: Es verzögert Alterungs- und Oxidationsprozesse, fängt die sogenannten »freien Radikale«, vermindert die toxische Wirkung von Karzinogenen und stärkt das Herz.
Zink	Wird für über dreißig lebensnotwendige enzymatische Reaktionen gebraucht, die sich massiv auf die geistige Gesundheit, die Hautbeschaffenheit, die Funktion der Prostata und die Selbstheilungskräfte auswirken.

In Spirulina enthaltene Vitamine:

Pyridoxin (B6)	Spielt eine Rolle bei der Aufschließung und Assimilation von Eiweißen. Stärkt das Herz, wirkt Ödemen entgegen und stabilisiert den weiblichen Hormonhaushalt. Dr. Carl Pfeiffer hat den Nachweis erbracht, dass Vitamin B6 in Kombination mit Zink bestimmte Formen der Schizophrenie heilen kann.
Biotin (H)	Ein Enzym, das für den Kohlenhydratstoffwechsel von Bedeutung ist. Wirkt auch bei der Assimilation bestimmter anderer Vitamine der B-Gruppe als Coenzym. Biotin wird durch den Verzehr von rohem Eiweiß zerstört.
Cyanocobalamin (B12)	Ein Mangel an diesem in pflanzlicher Kost ausgesprochen raren Vitamin kann zu perniziöser Anämie, Nerven-degeneration, vorzeitigem Altern, extremer Müdigkeit und geistiger Verwirrung führen.
Pantothensäure	Gilt als »Stressvitamin«, da es neben Cholesterol und Vitamin C von den Adrenalindrüsen zur Erzeugung von Kortison und Steroiden benötigt wird, die bei körperlicher und geistiger Belastung ausgeschüttet werden. Ein Mangel erhöht die Allergieneigung und Infektionsanfälligkeit und leistet degenerativen Erkrankungen wie Arthritis und Rheuma Vorschub. Auch Geschwüre und Hypoglykämie werden auf einen Mangel an Pantothensäure zurückgeführt.

Folsäure	Spielt bei der Hämoglobinbildung in den roten Blutkörperchen eine wichtige Rolle. Ein Folsäure-Defizit führt zu Anämie, Wachstumsproblemen, Pigmentierungsstörungen der Haut und einem vorzeitigen Ergrauen der Haare.
Inosit	Lebenswichtiger lipotrophischer Nährstoff, der für die Funktion der Leber und die Eliminierung von Karzinogenen – insbesondere überschüssigen weiblichen Hormonen – von Bedeutung ist. Gemeinsam mit Cholin wird Inosit zur Bildung von Lecitin in der Leber benötigt. Nach der Nikotinsäure ist es das im Körper in der höchsten Konzentration vorkommende Vitamin. Neueste Forschungen haben ergeben, dass Inosit gemeinsam mit Biotin dem Haarausfall entgegenwirkt.
Nikotinsäure (auch Niacin oder Nikotinamidsäure)	Hat eine wichtige Funktion für die geistige Gesundheit. Dr. Abram Hoffer, ein namhafter Pionier der orthomole-kularen Psychiatrie, konnte mit Hilfe von Nikotinsäure erstaunliche Erfolge bei der Behandlung von Schizophrenie-Patienten erzielen. Nikotinsäure senkt außerdem anerkannter-maßen den Cholesterinspiegel.
Riboflavin (B2)	Riboflavin-Mangelzustände kommen relativ häufig vor und können sich in Sehstörungen, tränenden Augen, Ekzemen und auch in grauem Star äußern.
Thiamin (B1)	Spielt als Coenzym im Kohlenhydratstoffwechsel eine wichtige Rolle und hält den Blutzuckerspiegel stabil. Ein Mangel an Thiamin führt zu Schwächezuständen, Herzstörungen und einer mangelnden Versorgung der Zellen mit Sauerstoff. Extreme Mangelzustände sind lebensbedrohlich, denn dann wird der Organismus von nicht verstoffwechselten Kohlenhydraten überschwemmt.
Tocopherol (E)	Stärkt das Herz und die Gefäße, sorgt für die Versorgung der Zellen mit Sauerstoff und verzögert den Alterungsprozess. Spirulina enthält mehr Vitamin E als Weizenkeime!

Neben den in der Übersicht aufgeführten Vitaminen enthält Spirulina einen beachtlichen Anteil an sogenannten Carotinoiden, vor allem Beta-Carotin, aus dem der Körper das für die Augen und die Haut so wichtige Vitamin A bilden kann.

Synthetische Vitamin-A-Präparate sind in Verruf geraten, da Vitamin A fettlöslich ist und bei Überdosierung vom Körper nicht ohne weiteres ausgeschieden werden kann. Führt man dem Körper zu viel davon zu, kann es zu Schmerzen, Schwindel und Erbrechen kommen.

Das in pflanzlicher Nahrung – also auch in Mikroalgen – enthaltene orange-gelbe Hautschutzpigment Beta-Carotin hingegen ist eine Vorstufe des Vitamins A und wird nur dann umgewandelt, wenn der Körper es braucht. Eine Überdosierung und Belastung des Organismus ist damit ausgeschlossen.

Spirulina auf Reisen

Kaum haben die Ferien begonnen, da wälzt sich eine große, Blechlawine über unsere Autobahnen, Kilometer um Kilometer der Sonne entgegen. Oft sind es wahre Marathons, die da unternommen werden und im Gegensatz zur sportlichen Variante ist hier angesichts von endlosen Staus an ein rasches Fortkommen kaum zu denken.

Wer es bequemer mag und es sich leisten kann, wählt die Bahn oder das Flugzeug, um in sein Urlaubsparadies zu gelangen. Immer schneller, immer weiter heißt die Devise. Doch nicht nur bei Urlaubern wird hierzulande Mobilität groß geschrieben. Auch stressgeplagte Geschäftsleute jetten von Termin zu Termin – morgens hin und abends zurück.

Ganz gleich, aus welchem Anlass und mit welchem Verkehrsmittel man auch reist – anstrengend ist es allemal. Und das Essen unterwegs ist nur selten dazu angetan, dem Körper die Energie zu spenden, die er so dringend braucht: Pappige Schnellgerichte in der Autobahnraststätte und labberige Flugzeug-Einheitskost füllen zwar den Magen, doch von Vitalstoffen ist darin nicht mehr viel enthalten. Und selbst das allerbeste selbst zubereitete Picknick schmeckt nach stundenlangem Stop-and-Go über staubige Straßen so wie es aussieht: trostlos und fad.

Kraftnahrung für unterwegs

Gerade zu solchen Zeiten geben Mikroalgen dem Körper in konzentrierter Form das, was er gerade jetzt so nötig hat. Für unterwegs haben verschiedene Anbieter Spirulina-Tabletten in praktischen Reisepackungen in ihrem Sortiment (siehe Bezugsquellen). Nimmt man während langer Fahrten stündlich eine Tablette ein, so füllt das verbrauchte Kraftreserven besser auf als jeder Schokoriegel. Das heißt jedoch nicht, dass man auf Pausen verzichten könnte!

Vorbeugung gegen »Jetlag«

Gerade für Vielflieger ist interessant, dass die Mikroalge Spirulina dank ihrer stoffwechselanregenden und allgemein stärkenden Wirkung dem gefürchteten Jetlag entgegenwirkt. Ein gesunder, ausreichend mit Vitalstoffen versorgter Körper ist nun einmal wesentlich widerstandsfähiger und verkraftet die bei weiten Flügen unumgängliche Zeitverschiebung sehr viel besser. Auch hier gilt: Öfter mal eine Tablette einnehmen.

Erste Hilfe bei Durchfall

Ungewohnte Kost, Bakterien im Trinkwasser, zu viel Öl im Salat – was auch immer die Ursache sein mag: Schon so mancher Urlaub wurde durch leidige Durchfallerkrankungen eher zur Qual als zur Freude. Auch hier können Mikroalgen wertvolle Dienste leisten: Wer bei akutem Durchfall dauernd Spirulina-Tabletten lutscht oder in Gemüsesaft aufgelöstes Spirulina-Pulver trinkt, sollte das Schlimmste nach spätestens 24 Stunden überstanden haben.

Ein weiterer Vorteil: Der hohe Vitalstoffgehalt der Algen sorgt dafür, dass die als Begleiterscheinung auftretenden Natrium- und Kaliumverluste innerhalb kürzester Zeit ausgeglichen werden.

Vorbeugung gegen Sonnenbrand

Spirulina ist reich an Beta-Carotin, jenem orange-gelben Pigment, das schädliche UV-Strahlung abwehrt und daher als wirksamer Sonnenschutz für die Haut bekannt ist. Auch die ebenfalls reichlich enthaltene Aminosäure Tyrosin verringert die Sonnenbrandneigung. Vor einer Reise in sonnenverwöhnte, südliche Gefilde empfiehlt es sich also, eine Spirulina-Kur durchzuführen. Dazu ab etwa zwei bis drei Wochen vor Urlaubsbeginn dreimal täglich statt normalerweise zwei nunmehr fünf Tabletten einnehmen. Auch wer regelmäßig Spirulina-Pulver bei der Nahrungszubereitung verwendet, sollte sich in dieser Zeit zusätzlich dreimal täglich zwei Tabletten gönnen.

> Doch Achtung! Selbst die allerbeste Vorbereitung kann nicht ganz vor Sonnenbrand schützen: Sie sollten sich dennoch nicht zu lange den gleißenden Strahlen aussetzen und unbedingt Sonnenschutzcreme oder eine Spirulina-Creme für trockene Haut verwenden!

Kuren zur Entgiftung, Gewichtsreduktion und Regeneration

Jeder braucht ab und zu einmal Urlaub – auch unser Körper! Während unsere Seele uns ihren Erholungsbedarf signalisiert, indem sie uns – je nach den persönlichen Vorlieben – Träume von Südseepalmen, einsamen Badestränden oder Bergeshöhen eingibt, meldet sich unser Körper in seiner eigenen Sprache: mit physischen Symptomen. Wir können nachts nicht mehr richtig schlafen oder kommen morgens kaum noch aus dem Bett; mal plagt uns hier ein Zipperlein und mal dort; Kopfschmerzen stellen sich ein, die Schultern sind verspannt und wenn wieder einmal die Grippe grassiert, gehören wir zu ihren ersten Opfern. Den Blick in den Spiegel vermeiden wir in solchen Zeiten tunlichst, denn das blasse, fahle Gesicht, das uns da entgegenschaut, wirkt nicht gerade positiv aufs Gemüt! Dass wir angegriffen sind und dringend Erholung brauchen, ist offensichtlich, doch leider ist der nächste Urlaub oft noch in weiter Ferne. Da bleiben uns nur zwei Möglichkeiten: Weiterwursteln wie bisher oder etwas tun, wie zum Beispiel:

Den Körper mit Mikroalgen päppeln

Gerade in Phasen besonderer Belastung ist unser Organismus für einen Extra-Energieschub dankbar. Mit Mikroalgen können wir ihm genau das zuführen, was er in solchen Zeiten braucht: Vitalstoffe.

Wenn unser Allgemeinzustand angegriffen ist, hat das in der Regel einen Grund: Wir waren einfach nicht gut zu unserem Körper. Zu wenig

Schlaf und Bewegung, ein allzu hektisches Leben, eine unausgewogene Ernährung... Umweltgifte tragen ihr Übriges dazu bei, dass wir uns unwohl fühlen oder gar krank werden.

Fleisch – wirklich ein Stück Lebenskraft?

Wer schon einmal erlebt hat, wie Tiere zum Schlachthof getrieben werden, der weiß um ihre Verzweiflung – allein ihre Schreie verraten, dass sie wissen, wohin es geht. In diesem Zustand der Todesangst werden im Körper Unmengen des Stresshormons Adrenalin ausgeschüttet, die den Organismus der Tiere regelrecht überschwemmen. Je mehr Fleisch wir essen, desto mehr von diesem Hormon essen wir mit. So lassen wir unseren Adrenalinspiegel kräftig steigen. Der Körper reagiert mit Stresssymptomen: Wir können keine innere Ruhe finden, fühlen uns angespannt und sind ständig auf dem Sprung.

Mikroalgen können hier eine Hilfe bieten. Sie geben dem Körper nicht nur all das, was er gerade in dieser Zeit so dringend braucht, sondern haben zudem nachweislich eine entgiftende Wirkung. Anders als andere Mittel zur Ausleitung von Schadstoffen schwemmen sie keine Mineralien und Spurenelemente aus, sondern führen dem Körper zusätzliche Vitalstoffe zu.

Die Kinder von Tschernobyl

1996 wurde im weißrussischen Minsk an Kindern aus der unmittelbaren Umgebung des Nuklearkatastrophengebiets eine klinische Studie durchgeführt, mit der der wissenschaftliche Nachweis für die reinigende Wirkung von Spirulina erbracht wurde: Bei der Gruppe von Kindern, die zusätzlich zu der üblichen Nahrung über einen Zeitraum von drei Wochen hinweg eine Tagesdosis von 10 Tabletten der Mikroalge einnahmen, sank der Gehalt an radioaktivem Cäsium und Strontium um das zwei- bis zweieinhalbfache. Das Blutbild normalisierte sich, die Immunabwehr wurde gesteigert und auch die bei fast allen Kindern diagnostizierten Erkrankungen des Magen-Darm-Traktes besserten sich deutlich. Die Entzündungen gingen zurück, die Bauchschmerzen ließen nach und der Appetit wurde wesentlich besser. Bei Kindern mit Nahrungs- und Arzneimittelallergien und auch bei Neurodermitis-Kindern war eine Linderung oder sogar ein Abklingen der Symptome festzustellen: Das Jucken ließ nach oder verschwand ganz, nässende Hautstellen wurden trockener, ohne

Risse zu zeigen und insgesamt kam es zu einer nachhaltigen Klärung des Hautbilds.
Eine weitere interessante Beobachtung: Nicht nur das körperliche Wohlbefinden der Kinder besserte sich merklich, sondern auch deren geistige Verfassung. Sie waren munterer und aktiver, ihre Gedächtnisleistung und Konzentrationsfähigkeit wuchs und sie konnten nachts viel besser schlafen.

Um uns diese reinigende Wirkung der Mikroalgen besonders intensiv zunutze zu machen, empfiehlt sich neben dem täglichen Verzehr auch eine Kuranwendung. In diesem Zusammenhang kommen erstmals auch die Vorteile von Chlorella zum Tragen: Die normalerweise eher störenden, schwer verdaulichen Zellwände der Alge werden in einem mechanischen oder thermischen Verfahren aufgeschlossen. Was bleibt, ist ein hoher Anteil an Zellulose. Diese ist nicht nur ein wichtiger Ballaststoff, der die Verdauung auf Trab bringt, sondern saugt die im Darm befindlichen Schadstoffe wie ein Schwamm auf. Zur kurmäßigen Reinigung des Ausscheidungstrakts ist Chlorella daher besonders wertvoll.

Achtung: Bei der Einnahme von Chlorella verfärbt sich der Stuhl grün. Das ist völlig normal und liegt daran, dass die darin enthaltene Zellulose nicht verdaulich ist und als Faserstoff wieder ausgeschieden wird. Also nicht erschrecken! Stellen Sie hingegen beim Verzehr von Spirulina eine Verfärbung des Stuhls fest, so könnte dies unter Umständen auf eine Verdauungsstörung hindeuten. In der Regel wird die blaugrüne Variante nämlich restlos resorbiert.

Vielleicht gehören auch Sie zu den Menschen, denen eine zeitlich begrenzte, intensive Kur eher liegt als eine permanente niedrigdosierte Nahrungs-ergänzung. Während einer solchen Kur nehmen Sie dreimal täglich etwa 5 Tabletten Chlorella ein. Die Wirksamkeit lässt sich noch steigern, wenn Sie zusätzlich reichlich mit Spirulina-Pulver angereicherten Gemüsesaft trinken (siehe Rezepte auf Seite 32 ff).

Heilfasten

Sie haben vielleicht selbst schon einmal bemerkt, dass Ihre körperliche und geistige Leistungsfähigkeit nicht unmittelbar etwas mit dem Essen zu tun hat. Ein voller Bauch, so sagt man, studiere nicht gern und kein

Sportler kommt auf die Idee, sich vor körperlichen Höchstleistungen an einer Schweinshaxe zu vergreifen. Nach einer üppigen Mahlzeit fühlen wir uns nicht gestärkt – ganz im Gegenteil: Wir werden schläfrig und träge. Dass dies so ist, lässt sich leicht erklären: Wenn wir essen, muss unser Körper verdauen. Dies aber ist eine zeit- und energieraubende Arbeit. Kein Wunder, dass wir dabei so müde werden. Vor diesem Hintergrund wird auch klar, warum Kranke oft keinen Appetit haben: Sie wissen instinktiv, dass sie ihren Körper jetzt nicht noch mehr belasten dürfen und tun ganz automatisch das Richtige: Sie fasten. Und während sie dies tun, greift der Organismus auf die Reserven zurück, die er in den »fetten Jahren« gespeichert hat. Statt zu verdauen, kann der Körper nun seine ganze Energie darauf richten, wieder gesund zu werden. Er hat Kapazitäten frei, um Viren und Bakterien zu vernichten, die Abwehrkräfte im Blut und in den Zellen zu aktivieren und die Ausscheidung von Giften und Krankheitsstoffen zu steigern.

Diesen natürlichen Prozess des Fastens und Genesens können wir uns vorbeugend zunutze machen, um Krankheiten erst gar keine Chance zu geben. Der bewusste Nahrungsverzicht ist eine echte Übung in Selbstdisziplin. Gelingt er, gehen wir sowohl physisch als auch psychisch gestärkt daraus hervor. Der Körper wird gründlich entgiftet und belohnt uns für unsere An-strengung mit einem rundum gesteigerten Wohlbefinden. Mikroalgen sorgen dafür, dass unserem Körper während der Fastenzeit die notwendigen Vitalstoffe zugeführt werden und es nicht zu Mangelerscheinungen kommt. Spirulina hilft zusätzlich beim Fasten, da es den Hunger dämpft und Chlorella unterstützt den Entgiftungsprozess durch seine darmreinigende Wirkung.

Heilfasten ist keine Crash-Diät!

Das Heilfasten dient in erster Linie der Reinigung sowie der Entschlackung und nicht dem Abnehmen. Natürlich purzeln während einer solchen Zeit dennoch die Pfunde. Wollen Sie Ihr Gewicht auf Dauer reduzieren, kann dies nur gelingen, wenn Sie Ihre Einstellung dem eigenen Körper und dem Essen gegenüber generell ändern und Ihre Nahrung dauerhaft umstellen.

Der Mensch hat zwei Energieprogramme: Im »Normalbetrieb« führt er sich mehrmals täglich Nahrung zu und besorgt sich somit Kraft und Wärme. Hat er ausreichend gegessen, ist er satt und zufrieden. Im Optimalfall fühlt er sich gesund und ist leistungsfähig. Ist das »Alternativprogramm« aktiv, so bezieht der Organismus seine Energie aus den körpereigenen Depots. Wenn wir längere Zeit nichts essen – zum Beispiel nachts – schaltet der Körper automatisch auf dieses Alternativprogramm um: Er baut dann Fett aus den Depots ab und setzt es in Energie und Wärme um.

Beim Heilfasten legen wir den Schalter vom Normalbetrieb auf dieses Alternativprogramm bewusst um. Auf der psychischen Ebene tun wir dies durch den freiwilligen Entschluss zum Essensverzicht und auf der körperlichen durch eine gründliche Darmentleerung, die dem Organismus das Signal zum Umschalten gibt. Und so wird's gemacht:

▶ **Entlastungstag:**

Dieser Tag dient zur Vorbereitung: Sie stellen sich körperlich und seelisch auf das Fasten ein und verabschieden sich für eine Woche von Zigaretten, Alkohol, Kaffee, schwarzem Tee und Süßigkeiten. Die Fastenzeit ist immer auch Gelegenheit zur inneren Einkehr. Gehen Sie heute und an den kommenden Tagen Stresssituationen möglichst aus dem Weg. Auch ein aufwändiges Freizeitprogramm oder stundenlanges Fernsehen ist im Augenblick nicht angesagt. Nehmen Sie sich stattdessen Zeit für Spaziergänge an der frischen Luft und ausgiebige Bäder. Machen Sie es sich zu Hause gemütlich und kommen Sie erst einmal bei sich selbst an.

Speiseplan für den Entlastungstag:
Morgens: Obst, Nüsse oder Müsli mit Vollkornflocken
Mittags: Rohkostteller oder Kartoffeln mit gedünstetem Gemüse
Nachmittags: 1 Apfel und eine Handvoll Nüsse
Abends: Obstsalat mit Weizenkleie oder Leinsamen, dazu Knäckebrot
Zwischendurch und zu den Mahlzeiten: Reichlich Wasser oder Kräutertee trinken; dreimal täglich 5 Tabletten Chlorella oder Spirulina etwa eine Stunde vor dem Essen einnehmen.
Verdauung: Durch die ballaststoffreiche Nahrung und das viele Trinken wird die Darmtätigkeit angeregt und die Ausscheidung erleichtert.

▶ **Fastentage:**

Am ersten Fastentag erhält der Körper durch eine gründliche Darm-entleerung das Signal zum Umschalten auf das Alternativprogramm. Wer einen gut funktionierenden Stuhlgang hat, braucht in der Regel nur wenig nachzuhelfen: Einfach morgens ein Glas Sauerkrautsaft trinken. Wer hingegen zu Verstopfung neigt, sollte zu Passagesalz greifen (gibt's in der Apotheke; Dosierung wie auf der Packung beschrieben). Es schmeckt viel besser als Glaubersalz, das in vielen Fastenbüchern und -kursen empfohlen wird und erfüllt den gleichen Zweck. Zusätzlich zu solchen »Anregungsmaßnahmen« wird der Darm mittels Einlauf gespült.

Besonders effizient ist diese Methode, wenn sie in zwei Etappen vorgenommen wird: beim ersten Durchgang wird mit normalem Leitungswasser gereinigt; beim zweiten Durchgang wird das Wasser mit Spirulina versetzt, um den Darm von Giftstoffen zu befreien.

So wird ein Einlauf gemacht

Klistierbeutel oder -behälter mit körperwarmem Wasser füllen, bis keine Luftblasen mehr im Schlauch sind. Den Schlauch abklemmen oder -knicken (wenn vorhanden: Hahn schließen). Das Einführungsröhrchen am Schlauch-Ende mit Vaseline fetten. Den gefüllten Beutel an die Türklinke hängen. In »Katzenstellung« auf Knie und Ellenbogen gehen und das Darmrohr so tief wie möglich in den After einführen. Wenn Sie leicht dagegen pressen, geht's am besten. Verkrampfen Sie sich nicht, während das Wasser einläuft!
Ein paar Minuten nach dem Einlauf verspüren Sie mehrmals hintereinander ein drängendes Rühren: Bleiben Sie also in der Nähe der Toilette! Bei diesen befreienden Sitzungen schießt das Wasser mit dem Darminhalt ins WC.

Eine gute Alternative zum herkömmlichen Klistierbehälter bietet der Klistiergummiball. Er muss nur drei- bis viermal mit Wasser gefüllt und in den Enddarm entleert werden. Achten Sie darauf, den Gummiball nach der Verwendung gut auszuwaschen.
Nach dem ersten Durchlauf mit klarem Wasser folgt ein zweiter mit Spirulina-Wasser. Hierzu ½ Liter warmes Wasser mit 1 Tl Spirulina-Pulver versetzen und mit Hilfe des Gummiballs in den Darm einbringen.

Nichts essen, nur trinken: Während des Fastens verzichten wir einmal ganz bewusst auf feste Nahrung und nehmen stattdessen reichlich Wasser und Kräutertee, Gemüsebrühe sowie Obst- und Gemüsesäfte zu uns. Letztere werden mit Wasser verdünnt, da sie sonst zu konzentriert sind. Um eine Auszehrung der Vitalstoffdepots zu vermeiden, werden Mikroalgen ein-genommen – als Pulver in die Säfte eingerührt oder in Tablettenform. Ob Sie Chlorella oder Spirulina wählen sollten, hängt von der Empfindlichkeit Ihres Magens ab. Manche vertragen Chlorella ausgezeichnet und können so von der zusätzlichen darmreinigenden Wirkung der darin enthaltenen Zellulose profitieren, andere kommen weniger gut damit zurecht. Hier heißt die Devise: am besten selbst ausprobieren!

Neben der Reinigung des Darmes ist es wichtig, die körperlichen Ausscheidungen generell zu fördern, also die Nieren durchzuspülen, möglichst viel zu schwitzen, an frischer Luft tief durchzuatmen, die Haut mit Bürstenmassagen zu verwöhnen usw...

Großputz im Körper

Der Körper nutzt die Fastenzeit, um sich gründlich von all den Stoffwechselschlacken und -resten zu befreien, die sich im Laufe der Zeit angesammelt haben. In diesem Entgiftungsprozess öffnet er alle Schleusen. Der veränderte Körper- und Mundgeruch lässt ahnen, was da alles in unserem Organismus an Unrat gespeichert war. Häufiges Baden ist Fastenden daher oft ein echtes Bedürfnis. Um den unangenehmen Geschmack zu vertreiben, helfen Kaugummis oder das Kauen von Pfefferminzblättern oder -dragees (ohne Zucker).

Dass bei einem solchen Entgiftungsprozess Beschwerden auftreten können, liegt auf der Hand. Wenn diese allzu massiv werden, sollten Sie das Fasten abbrechen. Grundsätzlich gilt: Wer nicht ganz gesund ist, sollte vor dem Fasten mit einem fastenerfahrenen, naturheilkundlich orientierten Arzt oder Heilpraktiker Rücksprache nehmen.

Wie ist es mit dem Hunger? Wer schon einmal eine der üblichen Schlank-heitsdiäten gemacht hat, kennt wahrscheinlich jenes nagende Gefühl im Magen, das einen nicht zur Ruhe kommen lässt. Anders als beim reduzierten Essen, schaltet der Körper jedoch beim Fasten energiemäßig automatisch auf sein Alternativprogramm um, sobald er auf sein Hungersignal hin nur Flüssiges bekommt: Er weiß nun, dass es an der Zeit ist, von den Reserven zu zehren. Sobald diese Umstellung vollzogen ist, hört das Hungergefühl in der Regel auf. Hartnäckig meldet es sich nur dann zu Wort, wenn es an Vitalstoffen fehlt. Die aber führen wir dem Organismus durch die ergänzende Einnahme von Spirulina zu, sodass die Hungersignale spätestens nach den ersten beiden Fastentagen aufhören sollten.

Alles weglassen, was nicht unbedingt notwendig ist: Lösen Sie sich einmal ganz bewusst von liebgewonnenen, aber für den Körper nicht unbedingt zuträg-lichen Gewohnheiten. Verzichten Sie während der Fastentage nicht nur auf Genussmittel aller Art, sondern auch auf (entbehrliche) Medikamente. Nehmen Sie auf keinen Fall Appetitzügler, chemische Abführmittel oder Entwässerungstabletten ein.

Lassen Sie den Alltag in den Hintergrund treten: Gehen Sie für die Zeit des Fastens möglichst keine beruflichen oder familiären Verpflichtungen ein. Verbannen Sie die Medien ins Abseits und konzentrieren Sie sich auf sich selbst.

Hören Sie auf Ihre innere Stimme: Sie weiß am besten, was ihnen guttut. Schlafen Sie, wenn Sie erschöpft sind, treiben Sie Sport, wenn Ihnen nach Bewegung ist und lassen Sie sich bei der Gestaltung Ihres Tages einmal ganz von Ihren Gefühlen leiten. Dennoch: Während des Fastens kann es immer wieder vorkommen, dass Sie sich zu bestimmten Tageszeiten schlapp, müde und lustlos fühlen. In diesem Fall hilft meist, sich einen Ruck zu geben und den »inneren Schweinehund« zu überwinden. Oft ist es ja gerade unsere Trägheit, die uns auf unseren Pfunden sitzen lässt. Gehen Sie raus an die frische Luft! Wenn Sie auch nach dem Spaziergang noch so müde sind, dann können Sie sich immer noch hinlegen. Sind die körperlichen Batterien dauernd leer, so weist das auf einen Mangel an Vitalstoffen hin. Dann empfiehlt es sich, über den Tag verteilt immer wieder ein paar Spirulina-Tabletten zu schlucken oder zu lutschen.

Nutzen Sie die Fastenzeit, um Ihre Essgewohnheiten zu überdenken: Informieren Sie sich über gesündere Ernährungsweisen – z. B. vegetarische Vollwertkost – und überlegen Sie, wie Sie diese in Ihren Alltag übernehmen können.

Fasten und Alltag in Einklang bringen

Nicht jeder kann während des Fastens alle Verantwortung ablegen und sich auf eine einsame Insel zurückziehen. Wollten wir auf solch paradiesische Zeiten warten, so müssten wir das ganze Unterfangen bis in alle Ewigkeit aufschieben, wo es doch gerade jetzt so wichtig ist. Hier ein paar Tipps für alle, die während des Fastens ihren normalen Alltag bestreiten müssen:

- Stehen Sie morgens etwas früher auf als gewohnt, so Sie mehr Zeit für sich. Planen Sie mehr Zeit für alle Wege ein und lassen Sie sich nicht hetzen.
- Während die anderen Essen: Nutzen Sie die Mittagspause zu einem Spaziergang. Die frische Luft wird Ihnen guttun.
- Wenn Sie zur Arbeit gehen: Denken Sie an den veränderten Körper- und Mundgeruch. Spülen Sie den Mund häufig mit Mundwasser oder saugen Sie ab und zu ein Stück Zitrone aus. Lutschen Sie Pfefferminzdragees (ohne Zucker) oder kauen Sie Kümmelkörner.
- Nutzen Sie Ihre Freizeit möglichst für sich. Statten Sie keine Besuche ab und laden Sie niemanden ein. Verweigern Sie sich dem Zeitkiller Nummer Eins – dem Fernsehapparat. Sie werden sehen, was für Freiräume das schafft! Befassen Sie sich stattdessen lieber mit all den persönlichen Dingen, die Sie schon so lange einmal tun wollten: lesen, Fotoalben anschauen, früh schlafen gehen.

▶ Die Aufbautage:

Nach mehrtägigem Fasten – manche dehnen es über fünf, andere gar über zehn Tage oder noch länger aus – ist irgendwann die Zeit gekommen, das Fasten zu brechen. Sie werden sehen: Nach dieser Phase der Enthaltsamkeit sehnt sich der Körper nicht nach Lieblingsgerichten, sondern nach allem, was leicht ist. Geschmacks- und Geruchssinn sind über alle Maßen gestärkt und so wird das Fastenbrechen zu einem besonderen Erlebnis. Die erste feste Nahrung, die auf dem Speiseplan steht, ist eine wahrhaft paradiesische Frucht: ein reifer Apfel.

Speiseplan für den ersten Aufbautag:
Morgens: Kräutertee
Vormittags: Fastenbrechen mit einem reifen Apfel. Kauen Sie lange und genießen Sie! Wundern Sie sich nicht, wenn Sie schon nach dem Verzehr der halben Frucht vollkommen satt sind.
Zwischendurch und zu den Mahlzeiten: Immer noch viel trinken! Chlorella absetzen. Spirulina-Kur noch etwa eine Woche lang fortführen.
Mittags und abends: Je einen Teller Gemüsesuppe.

Gemüsesuppe für den ersten Aufbautag (reicht für zwei Teller Suppe)

2	kleine Kartoffeln
2	Karotten
1	dünne Stange Lauch
1 Stück	Sellerie
½ Liter	Wasser
1 gehäufter Tl	Gemüsesuppen Pulver
	etwas Majoran
	etwas frische Petersilie

Zubereitung: Kartoffeln schälen, Gemüse putzen. Alles in feine Scheiben schneiden. Das Wasser zum Kochen bringen; Kartoffeln und Gemüse darin garen. Die Suppe würzen und nach Wunsch pürieren. Eventuell mit noch etwas heißem Wasser auffüllen. Vor dem Servieren mit frischer, fein gehackter Petersilie bestreuen.

Es ist nicht empfehlenswert, die Gemüsesuppe mit Spirulina anzureichern. In der Zeit des Fastenbrechens sind unsere Geschmacksnerven extrem sensibel und so sind die ersten Mahlzeiten ein ganz besonderer Genuss. Da lohnt es sich, das, was man zu sich nimmt, geschmacklich nicht zu verfälschen, sondern pur zu kosten.
Geben Sie Ihrem Darm Zeit: Der Darm nimmt seine Funktion erst dann wieder auf, wenn er gefüllt ist – meistens erst am zweiten Tag nach dem Fasten. Warten Sie also ab und nehmen Sie keine Abführmittel!
Am zweiten Aufbautag: Um Ihrem Körper das Umschalten vom Fastenprogramm auf Normalbetrieb zu erleichtern, gibt es mittags eine leichte Gemüsemahlzeit, zum Beispiel Pellkartoffeln mit gedünsteten Karotten

und dazu Blattsalate. Abends steht dann eine leichte Kartoffelsuppe auf dem Speiseplan.

Und wie geht's weiter? Nach der Fastenzeit ist so manches Kilo dahingeschmolzen und etwas anderes ist an ihre Stelle getreten: ein neues Körpergefühl! Sie spüren wieder sehr deutlich, wann Sie Hunger haben, wann Sie satt sind und auch, welche Nahrungsmittel Ihnen guttun und welche nicht. Nutzen Sie diese neugewonnene Sensibilität, damit es Ihnen in Zukunft besser geht.

> **Spirulina ist kein Schlankheitsmittel**
>
> In wissenschaftlichen Untersuchungen wurde herausgefunden, dass Spirulina kein Schlankheitsmittel im eigentlichen Sinne ist. Nimmt man es jedoch über einen längeren Zeitraum hinweg ein, so sinkt das Körpergewicht durch die verbesserte Stoffwechselfunktion bei unveränderter Ernährung dennoch um etwa ein bis zwei Kilo.

Einen Safttag pro Woche einlegen

In vielen traditionellen Gesellschaftsformen und Religionen ist die Einhaltung eines wöchentlichen Fastentages Brauch und wer nicht gleich eine längere Zeit auf feste Nahrung verzichten möchte, der kann es mit dieser alten Sitte halten. Ein wöchentlicher Saftfastentag mit Spirulina ist eine gute und natürliche Möglichkeit, den Körper zu entschlacken und zu regenerieren, ohne ihm die Nährstoffe zu entziehen, die er für einen gesunden, effizienten Stoff-wechsel braucht.

Ein solcher Gesundheitstag erfordert weder große Anstrengung noch besondere Vorbereitung. Es gelten dafür folgende Regeln:

- keine feste Nahrung.
- keine Genussmittel.
- Über den Tag verteilt etwa einen Liter möglichst frisch gepressten, mit Spirulina angereicherten Obst- oder Gemüsesaft trinken (siehe Rezeptvorschläge im Abschnitt »Energiedrinks aus der Saftpresse« auf Seite 30).
- zusätzlich reichlich Wasser oder Kräutertee trinken.

Kraftnahrung für Sportler

Wer Höchstleistungen erbringen will, braucht Extrakraft. Da konventionelle Nahrungsmittel längst nicht mehr so viele Nährstoffe enthalten wie früher, boomt der Markt mit den »Powerdrinks« und »Superfoods«. Kunstprodukte sind jedoch, selbst wenn ihre Bestandteile natürlicher Herkunft sein sollten, für den Organismus immer nur die zweite Wahl. So spielen auch hier Mikroalgen eine wichtige Rolle. Viele Sportler schwören darauf und behaupten, sie würden mehr Ausdauer verleihen und auf den Körper wie ein Energieschub wirken. Auch Bergsteiger und Mountainbiker haben immer ihre Spirulina-Tabletten im Gepäck, da diese wenig wiegen, gleichzeitig aber mehr Kraft spenden als konventionelle Nahrungsmittel.

Profisportler haben längst die Vorteile der blaugrünen Algen entdeckt. Weltklasse-Athleten nehmen schon seit längerem Spirulina zur Leistungs-steigerung ein und die Trainer berichten, dass sich seit der Einführung der Nahrungsergänzung die Regenerationsphasen nach dem Training und auch nach Verletzungen verkürzt hätten sowie eine deutliche Verbesserung der Immunabwehr zu beobachten sei.

Dass die blaugrüne Alge etwa 60 % Proteine enthält, macht sie zu einer idealen Kraftnahrung für Bodybuilder. Sie liefert quasi den »Stoff, aus dem die Muskeln sind«. So verwundert es nicht, dass die Profis auf diesem Gebiet dreimal täglich bis zu 10 Gramm Spirulina einnehmen.

Sie müssen weder Olympionike noch Bodybuilder sein, um von den Vorteilen der Mikroalgen zu profitieren. Auch Otto-Normal-Sportlern geben sie verbrauchte Energie sofort zurück – jedoch ohne dem Magen all die anderen Ingredienzien zuzumuten, die ein Schokoriegel enthält.

Äußere Anwendung

Mikroalgen entfalten die Vorzüge ihres hohen Nährstoffanteils nicht nur als Nahrungsergänzung. Auch in der äußeren Anwendung sind sie wirkungsvoll und lassen sich in der Haut- und Körperpflege ebenso einsetzen wie unterstützend bei der Behandlung diverser Hautprobleme. Sie stellen dem Körper auf leicht resorbierbare Weise all das zur Verfügung, was er für die Schönheit von innen und außen braucht.

Ein gesundes Hautbild kann erblich bedingt sein. Meist ist es aber auf eine ausgewogene Ernährung, eine gute gesundheitliche Verfassung und intensive Pflege zurückzuführen. Nur sehr wenige Menschen sind mit dem gesegnet, was man gemeinhin als »normale« Haut bezeichnet. Bei den meisten ist sie eher zu trocken oder zu fettig; daneben gibt es auch noch verschiedene Mischtypen. Eine gute Pflege ist ungeachtet des Alters und auch des Hautbilds immer wichtig.

Mikroalgen in der täglichen Hautpflege

Spirulina gedeiht als einzige unter den Mikroalgen in alkalischem, stark salzhaltigem Wasser, über das sie eine Vielfalt von Mikronährstoffen aufnimmt. Die hohe Konzentration und ausgewogene Zusammensetzung dieser Stoffe in den blaugrünen Algen erklärt deren bemerkenswert revitalisierende und aufbauende Wirkung auf die Haut:

Proteine	werden von den Aminosäuren gebildet, die als natürliche Hautelemente das Selbst-regulierungssystem auf Trab bringen und in Schwung halten. Sie bilden das Energiepotential der Zelle und schützen die Haut gegen Feuchtigkeitsverluste. Gleichzeitig regen Sie die Regeneration der Kollagenfasern der tieferen Hautschichten an.
Vitamine	aktivieren die Funktion der Epidermis und spielen damit eine wichtige Rolle bei der Verzögerung des Hautalterungsprozesses.
Beta-Carotin	ist eine Vorstufe von Vitamin A. Es schützt die Haut vor Umwelteinflüssen und verhilft ihr zu neuer Elastizität. Beta-Carotin unterstützt in der Kombination mit Vitamin E, Selen und Zink die Fähigkeit der Haut, Schlacken zu eliminieren – wie wichtig das ist, wird deutlich, wenn man bedenkt, dass 20 % der Stoffwechselabfälle über die Haut ausgeschieden werden.

Mineralien und Spurenelemente	sind wichtige Bestandteile der intrazellulären Flüssigkeit, aus der sich die Zelle ernährt und damit unverzichtbar für eine optimale Funktion der Haut. Gerade bei den Mineralien und Spurenelementen kommt es auf eine gute Versorgung von außen und von innen an.
Chlorophyll	ist in Spirulina reichlich vorhanden. Es absorbiert Sonnenlicht und gibt es an den Menschen weiter. Für den Hautstoffwechsel ist es insbesondere wegen seiner zellaufbauenden und sauerstoffspeichernden Fähigkeit interessant. Durch seine antibakteriellen Eigenschaften wirkt es gleichzeitig Entzündungen entgegen.
Gamma-Linolensäure	kann vom Körper nicht selbst gebildet werden. Sie vermindert den Wasserverlust der Haut, fördert die Durchblutung und schützt gegen UV-Strahlung.

Auf dem Markt gibt es die verschiedensten Kosmetika, in denen die oben genannten Stoffe einzeln oder in Kombination enthalten sind. Meist handelt es sich dabei jedoch um synthetische Varianten dessen, was in Spirulina von Natur aus enthalten ist. Nun wissen wir längst, dass der Körper mit künstlich hergestellten Substanzen oftmals nichts Rechtes anzufangen weiß: Er erkennt sie nicht und verweigert ihnen gewissermaßen den Zutritt. Natürliche Stoffe aber kann er identifizieren und nimmt sie dankbar an. Dies erklärt die besondere Wirksamkeit von Mikroalgen-Produkten.

Mittlerweile werden für alle Hauttypen fertige Kosmetikpräparate auf der Basis von Spirulina angeboten. Es gibt Reinigungsemulsionen, Gesichtswässer, Pflegecremes für Tag und Nacht ebenso wie Peelings und Masken. Neben der Anwendung solcher Produkte gibt es allerhand weitere Möglichkeiten, wie wir unserer Haut mit Spirulina etwas Gutes tun können.

Masken – Urlaub für die Haut

Die regelmäßige Gesichtspflege ist eine Grundvoraussetzung für eine gesunde Haut. Zusätzlich zur täglichen Reinigung, Klärung und Nährstoffversorgung können wir mit Masken dafür sorgen, dass sie länger straff und elastisch bleibt und einfach frischer aussieht. Dank ihrer feuchtigkeitsschützenden, nährenden und beruhigenden Wirkung sind Spirulina-Masken für alle Hauttypen geeignet. Sie wirken dem Austrocknen ebenso entgegen wie diversen Unreinheiten. Die klärende Wirkung beugt zusätzlich Mitessern und verstopften Poren vor, wie sie bei eher fettiger Haut anzutreffen sind.

Spirulina pur

Für diese Maske wird einfach 1 El Spirulina-Pulver mit etwas Wasser zu einer Paste verrührt und auf die Haut aufgetragen. Nach etwa einer Viertelstunde mit einem feuchten Waschlappen abnehmen, mit viel klarem Wasser nachspülen. Anschließend die Haut mit Gesichtswasser klären und wie gewohnt eincremen. Hilft hervorragend bei Hautunreinheiten!

Achtung: Zum Abnehmen von Spirulina-Masken sollten Sie nicht gerade Ihre allerschönsten, nagelneuen Waschlappen verwenden. Die intensive grüne Farbe geht zwar gut von der Haut ab, lässt sich aber nicht so ohne weiteres aus dem Stoff auswaschen!

Fruchtmasken mit Spirulina

Aus Aprikosen, Pfirsichen, ja sogar Äpfeln lassen sich hervorragend Gesichtsmasken herstellen. Dazu je nach Größe etwa 2-3 Aprikosen, 1-2 Pfirsiche oder 1 Apfel im Mixer pürieren, 1 gehäuften Tl Spirulina-Pulver zugeben und nochmals durchmixen. Wenn Sie zusätzlich ein Ei oder 1 Tl Honig unterrühren, verleiht das der Mischung mehr Substanz. Obstpackungen sind zwar sehr gut für die Haut, aber sie verlaufen leicht. Am besten, Sie setzen sich in die Badewanne, wenn Sie sie auftragen. Etwa 15 bis 20 Minuten einwirken lassen und dann mit einem Waschlappen abnehmen. Mit klarem Wasser nachspülen, mit Gesichtswasser klären und anschließend eincremen.

Spirulina-Peeling

Ein Peeling beseitigt abgestorbene Hautzellen von der Hautoberfläche und lässt den Teint frischer und gesünder aussehen. Mischen Sie eine Tasse Hafermehl (je nach Wunsch fein oder grob) mit 1 Tl Honig und einer Tasse gemahlenen Mandeln. Geben Sie einen 1 Tl Spirulina dazu und rühren Sie gut um. Wenn die Mischung zu fest ist, können Sie sie mit ein wenig Wasser – besser noch: Rosenwasser – verdünnen. Tragen Sie das ganze wie eine Maske auf und massieren Sie sie mit angefeuchteten Fingerspitzen sanft ein. Dabei besonders schuppige Stellen oder Mitesser-Problemzonen bearbeiten. Das Peeling anschließend einfach mit einem feuchten Waschlappen abnehmen, mit viel klarem Wasser nachspülen, mit Gesichtswasser klären und eincremen.

Spirulina-Masken für Eilige

Wer es eilig hat und keine Zeit findet, selbst eine Maske anzurühren, der kann auch jede Fertigmaske mit Spirulina aufwerten. Dazu einfach Spirulina-Pulver in das gekaufte Produkt einrühren. Rühren Sie jedoch immer nur so viel an, wie Sie für eine Behandlung brauchen – in trockenem Zustand und licht- und luftdichter Verpackung lässt sich Spirulina gut aufheben, ist sie aber erst einmal in Verbindung mit Flüssigkeit gebracht worden, muss sie sofort aufgebraucht werden.

Augenmaske mit Spirulina

Nach einem langen Arbeitstag oder auch, wenn es am Vorabend einmal wieder viel zu spät geworden ist, wirkt eine Augenmaske ausgesprochen beruhigend. Sie ist ganz einfach anzuwenden: Einfach zwei Kamillenteebeutel mit kochendem Wasser übergießen, so als wollten Sie Tee zubereiten. 1 Tl Spirulina-Pulver einrühren, die Mischung auf Körperwärme abkühlen lassen, die Beutel ausdrücken, auf die Augen legen und einige Minuten einwirken lassen.

Erste Hilfe für Hände ...

Hausarbeit und zarte Hände – das scheint sich total zu widersprechen, und doch: Spirulina kann helfen, die Spuren des Alltags verschwinden zu lassen! Für die tägliche Pflege etwas Spirulina-Pulver in eine fertig gekaufte Creme für trockene Haut einrühren, ein paar Minuten quellen lassen, dann nochmals gut verrühren. Nie mehr als für ein bis zwei Tage benötigt anmischen! Die Creme nach jedem Händewaschen auftragen und gut ins Nagelbett einmassieren. Das sieht anfangs etwas merkwürdig aus, denn die Hände werden völlig grün, doch nach ein paar Minuten hat die Haut die Farbe vollkommen aufgenommen. Letzte Reste am Nagelbett lassen sich leicht mit einem Manikürestäbchen entfernen. Die Hände danken Ihnen diese Wohltat mit einer wunderbar glatten Haut. Wer es sich ganz einfach machen will, kann auch eine fertige Spirulina-Creme für trockene Haut zur Handpflege verwenden.

In ganz harten Fällen hilft eine **Spirulina-Handpackung:** Dazu vor dem Schlafengehen die oben beschriebene Spirulina-Creme-Mischung messer-rückendick auf die Hände auftragen und Mullhandschuhe darüber ziehen. Am nächsten Morgen sind die rauen Stellen verschwunden!

... und Füße

Unsere Füße sind dazu gedacht, uns zu tragen und so sollte es ihnen auch nicht viel ausmachen, wenn wir tagaus, tagein auf den Beinen sind. Dennoch leiden viele von uns unter rissiger Haut, Hühneraugen und Schwielen. Und auch der Fußpilz greift um sich. Kein Wunder, wo wir doch meistens nicht barfuß unterwegs sind, sondern unsere armen Füße in Strümpfe aus mehr oder weniger natürlichen Materialien und oftmals viel zu enge, unbequeme, hohe Schuhe einzwängen. Das feuchtwarme Ambiente, das da entsteht, ist ein geradezu idealer Nährboden für Parasiten. Die freuen sich – wir Menschen leiden...

Nun können wir in unseren Breiten allein aus klimatischen Gründen wohl kaum ganz auf Strümpfe und Schuhe verzichten und künftig nur noch barfuß gehen, zumal das bei dem einen oder anderen Anlass sicher etwas merkwürdig anmuten dürfte. Wer sich dennoch nicht mit Fußpilz, schmerzhaften Hautrissen und unansehnlicher Hornhaut zufriedengeben will, für den sind Fußbäder mit Spirulina genau das Richtige:

Eine Plastikwanne mit heißem Wasser füllen, 2 bis 3 El Spirulina-Pulver zuerst mit etwas kaltem Wasser anrühren, dann ins Wasser geben und verteilen. Das Wasser sollte so heiß sein, wie Sie es eben aushalten können. Die Füße hineinstellen und so lange im Wasser lassen, bis es abgekühlt ist. Die Füße abtrocknen und gut eincremen, am besten mit einer Spirulina-Creme für trockene Haut. Wiederholen Sie dieses Fußbad täglich über mindestens eine Woche hinweg. Das hält kein Fußpilz aus! Und auch ansonsten wird die Haut an den Füßen durch diese Kur schön glatt und weich.

Achtung: Benutzen Sie zum Abtrocknen der Füße möglichst ein altes Handtuch, denn grüne Verfärbungen können nicht ausgeschlossen werden!

Was tun bei Hautproblemen?

Ob Neurodermitis oder Psoriasis – chronische Hautkrankheiten sind auf dem Vormarsch. Die meist kortisonhaltigen Salben, die von Ärzten verschrieben werden, haben zwar eine lindernde Wirkung und beschleunigen die Abheilung, doch die Patienten müssen dafür erhebliche Nebenwirkungen in Kauf nehmen. Darüber hinaus wird mit einer solchen äußerlichen Behandlung nichts an der eigentlichen Ursache der Symptome geändert: Sowohl Neurodermitis als auch Psoriasis sind Stoffwechselstörungen und wenn es nicht zu einer generellen Lebensumstellung kommt, bleiben alle Bemühungen an der Oberfläche hängen. Angesichts dieser Tatsache liegt es auf der Hand, welche Vorzüge eine Nahrungsergänzung mit Mikroalgen hat: Sie aktiviert den Stoffwechsel, reinigt den Organismus und stärkt die Selbstheilungskräfte.

Gerade hier kommt es auf eine Behandlung von innen und von außen an. Außerdem ist wie bei allen chronischen Krankheitsbildern Geduld gefragt. Also: Umstellung auf vegetarische Vollwertkost mit Spirulina (dreimal täglich bis zu 15 Tabletten oder 3 gehäufte Tl Pulver) und außerdem die betroffenen Stellen über mindestens einen Monat hinweg täglich mit einer Spirulina-Packung behandeln. Dazu 1 El Spirulina-Pulver mit etwas Wasser zu einer Paste verrühren und auf die Haut auftragen. Nach etwa einer Viertelstunde mit einem feuchten Waschlappen abnehmen und mit klarem Wasser nachspülen.

Diese Spirulina-Packung hilft übrigens auch hervorragend bei Akne, allergischen Hautausschlägen und Ekzemen.

Körper gesund, Haar gesund!

Ob wir gesund sind oder nicht, erkennt man nicht zuletzt an unserem Haar – fühlen wir uns schlecht, will auch die Frisur nicht sitzen. Manchen wachsen bei all dem Alltagsstress buchstäblich graue Haare, bei anderen wiederum bleibt die halbe Pracht im Kamm hängen. Auch in solchen Fällen empfiehlt sich eine Nahrungsergänzung mit Spirulina.

Die in Mikroalgen enthaltene Folsäure sorgt nicht nur dafür, dass das Blut schön rot, sondern auch, dass die Haare länger blond, rot, braun oder schwarz bleiben. Das spart so manche müde Mark beim Friseur. Vor allem auf Eisen- und Proteinmangel zurückzuführender Haarausfall lässt sich in manchen Fällen erfolgreich mit den blaugrünen Mikroorganismen bremsen (so beobachtet bei einer Dosierung von nur 6 Tabletten täglich). Was man so beim Färben einspart, muss man da jedoch beim Schneiden wieder drauflegen.

Sie müssen aber nicht mit der Einnahme von Mikroalgen warten, bis Ihre Haare grau werden oder gar ausfallen: Die regelmäßige Nahrungsergänzung mit Spirulina bringt den Stoffwechsel in Schwung und versorgt den Körper mit allem, was er braucht. Das dankt er uns mit schönem Haar – und auch mit gesunden, festen Fingernägeln.

Mikroalgen im Wandel der Zeit

Mikroalgen sind klein und unscheinbar, haben aber in der Mensch-heitsgeschichte immer wieder eine wichtige Rolle gespielt. So soll zum Beispiel vor etwa tausend Jahren der vietnamesische Mönch Khong Minh Khong herausgefunden haben, dass Reis sehr viel besser gedieh und größeren Ertrag brachte, wenn man zwischen die Pflanzen den Wasserfarn Azolla pflanzte.

Als er starb, errichteten ihm die dankbaren Bauern einen Tempel – sein Wissen aber nahm er mit ins Grab. Es sollte an die siebenhundert Jahre dauern, bis eine Frau namens Ba Heng die Bedeutung des Azolla-Farns für den Reisanbau wiedererkannte. Erst in diesem Jahrhundert schließlich wurde herausgefunden, dass in den Wurzeln der Pflanze eine blaugrüne Algenart angesiedelt war, die Stickstoff aus der Atmosphäre binden konnte und so als natürlicher Dünger wirkte. Über Jahrhunderte hinweg verdankten die vietnamesischen Reisbauern dieser Fähigkeit reiche Ernten und es konnte so manche Hungersnot vermieden werden.

Nun können nicht alle blaugrünen Mikroalgen Stickstoff binden – und das ist auch gut so: Diese Arten sind zwar als biologischer Dünger hervorragend geeignet, doch als Nahrungsmittel taugen sie weniger, da einige von ihnen Toxine enthalten können. Es gibt also ähnlich wie bei den Pilzen und Pflanzen zu Lande genießbare und ungenießbare Arten. Aus diesem Grund ist der Verzehr von wildwachsenden blaugrünen Algen aus Süßwasserseen (z. B. Aphanizomenon oder AFA) nicht zu empfehlen.

Wenngleich Mikroalgen bislang in der Ernährung nicht den Stellenwert erlangt haben wie ihre großen Schwestern, die Makroalgen, so haben sie dennoch immer wieder Eingang in die Kulturgeschichte, den Legendenschatz der verschiedensten Völker und sogar in die Bibel gefunden.

> **Verschiedene Spirulina-Arten**
>
> Es gibt 35 verschiedene Arten von Spirulina, die wild in verschiedenen Sodaseen in Mexiko und Peru, im Tschad, in Äthiopien, in Kenia sowie in anderen trockenen Zonen dieser Welt vorkommen. Da die Spiralstruktur der Alge je nach dem pH-Wert des Wassers und seinem Nährstoffgehalt zu spontanen Metamorphosen neigt, könnte es sein, dass die verschiedenen Formen lediglich Varianten ein und derselben Art sind.

Das biblische Manna

Spirulina ist eine sehr ungewöhnliche Vertreterin der Mikroalgen, was ihren Lebensraum anbelangt. Nicht nur, dass sie in stark salzhaltigem Wasser mit einem pH-Wert von 9 bis 11 gedeiht, in dem jeder andere Mikroorganismus längst kapitulieren müsste: Sie überlebt selbst, wenn alles Wasser verdampft ist und sie regelrecht auf dem Trockenen liegt. Unter dem Einfluss von Hitze und Trockenheit geht sie in eine Art Ruhezustand über, verfärbt sich weiß und nimmt durch die Umwandlung von Eiweiß in Polysaccharide einen süßlichen Geschmack an. Dies hat Wissenschaftler zu der Vermutung geführt, dass wir es hier mit dem biblischen Manna der Israeliten zu tun haben, von dem es heißt: »Es war weiß wie Koriandersamen und schmeckte wie Honigkuchen«.

Ob das biblische Manna tatsächlich nichts anderes war als getrocknete Spirulina sei dahingestellt. Fest steht, dass es eine ganze Reihe weiterer Beispiele für die Verwendung von Spirulina als wichtige Nahrungsquelle gibt.

Zur Zeit der Eroberung der mexikanischen Hochebene durch die Spanier bildete neben Mais, Bohnen und Kürbis ein sonderbarer grüner

Schaum, der von der Oberfläche des Texcoco-Sees im Teotihuacan-Tal – dort also, wo heute Mexico City liegt – geschöpft wurde, die Ernährungsgrundlage der Azteken. Er wurde als »Tecuitlatl« bezeichnet und es handelte sich dabei um eine Form von Spirulina, die in diesem See heimisch war. Seit jeher rätseln Archäologen, wie es möglich war, eine derart hoch entwickelte, komplexe Kulturform wie die der Azteken mit ihrer für die damalige Zeit ungewöhnlich hohen Einwohnerzahl zu erhalten, ohne dass Spuren von traditionellen Eiweißquellen zu finden waren. Anders als in der Alten Welt, war Viehhaltung so gut wie unbekannt, weshalb manche Anthropologen gar auf die Idee kamen, die Azteken hätten sich womöglich über die gelegentlich stattfindenden Menschenopfer und rituellen Kannibalismus mit den notwendigen Proteinen versorgt. Dem Menschenfleisch fehlen jedoch viele Vitamine der B-Gruppe, sodass es nicht gerade eine optimale Nahrungsgrundlage bildet. Viel plausibler erscheint da die Erklärung, dass der Verzehr von Spirulina mit ihrem hohen Anteil an verwertbarem Eiweiß den Azteken die Energie und Tatkraft lieferte, um ihre großartigen Städte und Tempel zu errichten, zahlreiche Kriege zu führen, die schönen Künste zu pflegen und sich mit Mathematik und Philosophie zu befassen.

Die spanischen Eroberer konnten nicht begreifen, warum die Azteken ihren Algenkuchen so viel Wert beimaßen und ihnen sogar magische Wirkungen zuschrieben. Auch fehlte ihnen das Verständnis für das System der »Chinampas«, jener schwimmenden Gärten auf dem Texcoco-See. Sie erkannten nicht, dass die unscheinbaren grünen Algen mehr Eiweiß lieferten, als man es je an Land produzieren konnte, weshalb sie ein umfangreiches Programm zur Bodengewinnung und Trockenlegung von Sumpfgebieten starteten, um größere Ackerflächen zu schaffen. Im Zuge dieser Aktion wurde der Texcoco-See schließlich komplett zugeschüttet.

Von dem See ist zwar nichts mehr übrig geblieben, doch bis in die achtziger Jahre hinein befand sich ausgerechnet in dieser Gegend eine der größten Spirulina-Farmen, die ihren Betrieb jedoch inzwischen eingestellt hat.

Nicht nur bei den Azteken, sondern auch bei den Mayas auf der Halbinsel Yucatan spielte Spirulina in der Ernährung wahrscheinlich eine wichtige Rolle. Die Urwaldgebiete Zentralamerikas, in denen sie lebten, sind für eine intensive landwirtschaftliche Nutzung, wie wir sie kennen, denkbar ungeeignet. Abge-holzte und damit ungeschützte Flächen können Nährstoffe nur sehr kurz speichern, sodass man nur ein bis zwei Jahre lang etwas darauf anbauen kann, bevor sie dem Urwald zurückgegeben werden müssen. Diese Art der wandernden Bewirtschaftung ist alles andere als effizient – wohl kaum die rechte Ernährungsgrundlage für eine ausgedehnte Hochkultur wie die der Mayas. Erst als mit Hilfe eines Radarsystems, das eigentlich zur Erkundung der Venusoberfläche entwickelt worden war, Luftaufnahmen von den betreffenden Dschungelgebieten gemacht wurden, konnte man der Lösung des Rätsels ein Stück näherkommen: Die Aufnahmen zeigen ein komplexes Netzwerk von Gräben, in denen mit Hilfe von Mikroalgen auf dem Wege der Photosynthese ausreichend hochwertige Nahrung für die fast zwei Millionen umfassende Bevölkerung produziert worden sein könnte...

Die Wiederentdeckung des »grünen Goldes«

Wenngleich Spirulina bereits im Jahre 1827 von dem deutschen Algenspezialisten Deuben im afrikanischen Tschadsee entdeckt wurde und ihren wissenschaftlichen Namen erhielt, rückten die Mikroalgen in unseren Breiten erst wieder ins Blickfeld des Interesses, als während des Ersten Weltkriegs im Auftrag von Kaiser Wilhelm II. eine Gruppe von Wissenschaftlern nach Wegen suchte, Mikroorganismen in Massenkulturen zu züchten, um so neue Nahrungsquellen zu erschließen.

Dabei wurde zum einen mit einer rosafarbenen Hefeart – dem sogenannten »Kunstfleisch« – experimentiert und zum anderen mit der grünen Mikroalge Chlorella. Doch bevor die industrielle Produktion in Gang kommen konnte, war der Krieg verloren und das Projekt verschwand in der Schublade, bis es 1939 wieder hervorgezogen wurde. Diesmal wurde Prof. Herder von der Universität Göttingen mit den Forschungsarbeiten betraut, der auch gewisse Fortschritte erzielen konnte. Schließlich aber wurde das Forschungszentrum bei einem Bombenangriff völlig zerstört, weshalb die Züchtung von Chlorella im großen Stil im Versuchsstadium hängen blieb. Erneut gerieten die Mikroalgen bei uns in Vergessenheit.

Wo Flamingos leben, gibt es Spirulina: An den afrikanischen Sodaseen leben Millionen dieser exotischen Vögel, die sich ausschließlich von der spiralförmigen Mikroalge ernähren. Im Schnabel der Tiere gibt es eine Art Filter, mit dem sie die winzigen Organismen aus dem Wasser fischen. Wie reichhaltig die Spirulina-Ausbeute ist, zeigt sich an der Farbe des Gefieders: Je mehr es gibt, desto leuchtender ist das Rosa.

Mitte der sechziger Jahre schließlich fiel dem belgischen Botaniker Jean Leonard bei einer Expeditionsreise durch die Sahara auf, wie die Mitglieder des Kanembu-Stammes mit Hilfe von Strohkörben einen grünen Schaum von der Oberfläche des Tschadsees schöpften, den sie in der Sonne trocknen ließen, um daraus kleine Kuchen zu formen. Diese Kuchen – in der Sprache der Kanembus »Dihe« genannt – stellten eine wichtige Nahrungsquelle dar und wurden auf dem örtlichen Markt gehandelt. Leonard erkannte als erster den Zusammenhang zwischen der Algenblüte im Tschadsee und den getrockneten Kuchen, die auf dem Markt angeboten wurden. Sein Bericht war Anlass für das französische Institut Français du Pétrole, ein Projekt zur künstlichen Kultur der Mikroalge ins Leben zu rufen.

1967 erfuhr der japanische Mikrobiologe Hiroshi Nakamura von diesem Vorhaben und erkannte sofort, welch bislang ungeahnten Möglichkeiten es bot. Er hatte sich schon seit längerem mit Mikroalgen – vor allem Chlorella – als potenzieller Nahrungsquelle befasst. Angesichts der rasch wachsenden Be-völkerungszahlen und schwindenden Nahrungsreserven des Planeten suchte man vor allem in Japan, wo es zwar viele Menschen, aber nur wenig Platz für Ackerflächen gibt, nach alternativen Ernährungsformen.

Nakamura erkannte sofort, welche ungeheuren Vorteile Spirulina gegenüber Chlorella aufwies. Neben der besseren Verdaulichkeit war der Hauptpluspunkt für die Produktion vor allem die Tatsache, dass die mehrzellige, blaugrüne Alge mit einer Länge von 0,3 bis 0,5 mm fast hundertmal größer ist als ihr grünes, einzelliges Pendant, sodass bei der Ernte auf teure Zentrifugen verzichtet werden kann. Man braucht einfach nur ein feines Filtertuch, um sie aus dem Wasser separieren zu können. In der Folgezeit wurden Nakamura und seine japanischen Kollegen zu

Pionieren der Spirulina-Forschung und der Ent-wicklung von kommerziellen Nutzungsmöglichkeiten in Japan und in den USA.

> In Japan spielt Spirulina nicht nur in der menschlichen Ernährung eine wichtige Rolle, auch die Profi- und Hobby-Züchter der dort so beliebten Koi-Karpfen schwören darauf: Füttert man die Tiere mit dem wunderschön schillernden Schuppenkleid mit mikroalgenhaltigem Futter, so zeigen diese dank des darin enthaltenen Beta-Carotins eine besonders schöne Rot- und Gelbfärbung und sind insgesamt gesünder. Da die Preise für prämierte Exemplare im fünfstelligen Bereich liegen, lohnt sich die Investition allemal.
> Auch andere Fischarten gedeihen bei Fütterung mit Spirulina besonders prächtig – das Pulver ist ein echter Geheimtipp für Aquarianer!

Parallel zu den Forschungsarbeiten in Frankreich und Japan wurde auch in Deutschland intensiv nach Möglichkeiten einer großangelegten Produktion und Nutzung von Mikroalgen für die tierische und menschliche Ernährung gesucht.

Hierzulande konzentrierten sich die Anstrengungen zunächst weitgehend auf die Mikroalge Scenedesmus, die auch in unseren Breiten im Freiland gezüchtet werden kann. Dank privater Initiative und der langjährigen Förderung durch das nordrheinwestfälische Landesamt für Forschung konnten grundlegende technologische Fortschritte auf diesem Gebiet erzielt werden. Gerade was die Anlagentechnik und die künstliche Begasung der Algenzuchtbecken mit CO^2 betrifft, sind Prof. Soeder und seinen Mitarbeitern von der in Dortmund angesiedelten »Kohlenstoffbiologischen Forschungsstation« bahn-brechende Entwicklungen zu verdanken. So hat deutsche Technologie in der Produktion von Mikroalgen weltweite Bedeutung erlangt.

> **Aktiver Umweltschutz**
>
> Mikroalgen brauchen Kohlenstoff, um wachsen zu können. Sie entziehen der Atmosphäre CO^2, verwerten den Kohlenstoff und geben den Sauerstoff wieder ab. Spirulina-Farmen belasten also nicht die Luft. Ganz im Gegenteil: Als Atmosphärebildner reinigen und erneuern sie sie!
> Beim industriellen Anbau von Mikroalgen wird die Nährlösung mit Kohlensäure versetzt – jenem Sprudelgas, das das Mineralwasser zum Kribbeln

bringt – denn das CO_2 aus der Atmosphäre reicht nicht aus, um das ganze Wachstumspotential der Algen nutzen zu können. Die künstliche Zufuhr von Kohlenstoff, wie er als Abfallprodukt beispielsweise bei der alkoholischen Gärung, bei anderen Fermentationsprozessen, beim Brennen von Kalk oder bei der Zementherstellung anfällt, ist daher ein regelrechter Powerschub für sie.

Spirulina und Chlorella heute

Dass die großangelegte Kultivierung von Spirulina ausgerechnet in der Gegend des Texcoco-Sees ein Comeback erlebte, ist gewissermaßen dem Zufall zu verdanken. 1943 entstand hier nämlich die Sosa Texcoco Company, deren Ziel die Gewinnung von Soda aus dem stark natriumcarbonathaltigen Wasser des Sees war.

Die zu diesem Zweck errichteten Verdunstungsbecken erwiesen sich jedoch – zunächst sehr zum Leidwesen des Unternehmens – als optimaler Lebensraum für Spirulina. Sie wuchs so üppig, dass die Becken schon bald völlig zugesetzt waren.

Die Firma machte aus der Not eine Tugend und produzierte über Jahre hinweg bis zu ihrer Schließung neben Soda große Mengen der Mikroalge.

Um 1980 entstand dann die erste Spirulina-Farm in Taiwan, im Verlauf der achtziger Jahre kamen Anlagen in Thailand, Kalifornien und Indien hinzu.

Seit Anfang der neunziger Jahre wird auch auf Hawaii und in China verstärkt Spirulina gewonnen.

Zur »Erntezeit« wird Spirulina durch feinmaschige Filter gepumpt, während Chlorella mittels Zentrifugen separiert wird. Der so gewonnene »Algenschlamm« wird dann in einen Heißluftstrom gesprüht, um ihm auf diese Weise das Wasser zu entziehen. Die Algen selbst werden dabei in der Regel nicht über 55°C erhitzt – eine Temperatur, die sie bei intensiver Sonneneinstrahlung in tropischen Breiten auch in ihrer natürlichen Umgebung verkraften müssen. Ein Verlust von Nährstoffen ist dabei weitgehend ausgeschlossen.

Kleiner Einkaufsberater

Nachdem die Vorzüge der grünen oder blaugrünen Winzlinge auf den vorangegangenen Seiten ausführlich behandelt wurden, stellt sich die Frage, wo man hochwertiges Spirulina und Chlorella bekommt und was beim Kauf zu beachten ist. Anbieter gibt es mittlerweile mehrere auf dem deutschen Markt und viele Apotheken, Reformhäuser und Bioläden haben inzwischen Mikroalgen im Sortiment. Auch auf Gesundheitsmessen wird mit entsprechenden Produkten geworben und so hat man als Käufer wirklich die Qual der Wahl. Gibt es tatsächlich solche Qualitätsunterschiede? Und wenn ja, wie kann ich herausfinden, welches Erzeugnis das Beste ist? Sich blind auf die Informationen in aufwändigen Hochglanzprospekten zu verlassen, ist sicher nicht sinnvoll. Und der Preis – egal, ob nun besonders niedrig oder besonders hoch – ist auch kein zuverlässiges Kriterium, wenngleich von Billigprodukten in der Regel abzuraten ist.

Die beste Qualität liefern die »Spezialisten« unter den Mikroalgen-Anbietern, also jene Firmen, die sich seit Jahrzehnten mit Spirulina und Chlorella befasst haben und auf einen reichen Erfahrungsschatz zurückgreifen können. Die Qualität ihrer Produkte liegt ihnen am Herzen und sie beziehen ihre Ware in der Regel von ein und demselben Hersteller, der ihnen optimale Anbaubedingungen garantiert. Der sorgfältige Umgang mit den Algen hat natürlich seinen Preis...

Für große Firmen hingegen sind Mikroalgen ein Erzeugnis unter vielen. Ihnen geht es in der Regel darum, den Preis möglichst niedrig zu halten und so kaufen sie meist dort ein, wo es gerade am günstigsten ist – da kann es schon einmal vorkommen, dass die Qualität unterschiedlich ist. Am Aussehen des grünen Pulvers lässt sich das nachher kaum erkennen.

Erkennungstest

Um die Qualität von Spirulina und Chlorella zu testen, lassen Sie sich am besten vor dem Kauf von mehreren Anbietern Probepackungen geben oder schicken. Damit machen Sie folgenden Test:

> 1 El Pulver oder ein paar zerstoßene Tabletten in ein Glas Wasser einrühren. Über Nacht stehen lassen. Der nächste Morgen bringt die Qualität an den Tag: Hochwertige, reine Algen riechen frisch und grasig – minderwertige stinken geradezu widerlich!

Darauf ist zu achten:

Dass sich die Qualität des Wassers im Zuchtbecken direkt auf die Qualität der Algen auswirkt, liegt auf der Hand, denn Schwermetalle und Pestizide werden von den Mikroorganismen ebenso aufgenommen wie die im Wasser enthaltenen Mineralien und Spurenelemente. Hier lohnt sich ein Blick in die Produktinformation.

Auch auf den Aschegehalt sollten sie achten: Der sollte bei höchstens 7 bis 8 % liegen, denn alles, was darüber hinausgeht, belastet die Nieren.

Da Spirulina in salzhaltigem Wasser wächst, speichert es zwangsläufig einen gewissen Anteil an Natrium. In der Regel sind die Mengen auch für jene unbedenklich, die auf eine natriumarme Kost achten sollten.

Manche Hersteller strecken das wertvolle Algenpulver mit Stärke, Apfelpektin oder anderen preiswerten Füllstoffen. Solche Produkte sollten Sie lieber im Regal stehen lassen.

> Es ist interessant zu wissen, dass nicht alle Anbieter ihre »Hausaufgaben« machen: Laboranalysen sind teuer und so schreiben viele nur ab, was sie bei anderen gelesen haben... Finden Sie im Prospekt einer Firma also Hinweise auf eigene Analysen, so ist das immer ein gutes Zeichen.

Ein Wort zur Lagerung

Mikroalgen können Sie ruhig auf Vorrat kaufen. Im verschlossenen, nicht angebrochenen Behälter sind sie im Prinzip unbegrenzt haltbar und bewahrt man diesen nicht auf dem Fensterbrett in praller Sonne, sondern lichtgeschützt – am besten im Kühlschrank, in der dunklen Vorratskammer oder im Küchenschrank – auf, so bleiben die im Pulver oder den Tabletten enthaltenen Vitalstoffe auch nach Anbruch über lange Zeit hinweg erhalten.

Die gute Lagerfähigkeit, der hohe Nährstoffgehalt und die ausgezeichnete Verdaulichkeit von Spirulina machen diese Alge zu einem idealen Notvorrat. Bei der Einlagerung von größeren Mengen sollte man jedoch unbedingt darauf achten, diese turnusmäßig aufzubrauchen und durch neue zu ersetzen.

Weitere Vorteile von Großpackungen: Sie sind wesentlich preiswerter als die kleinen und belasten unseren Planeten nicht unnötig mit Müll.

> **Die größten Feinde von Spirulina:** Licht und Feuchtigkeit. Daher das Glas nach dem Verbrauch verschließen und nicht in der prallen Sonne stehen lassen.

Pur ist immer besser!

Mikroalgen werden gelegentlich auch in Mischungen angeboten. Als Verkaufsargument wird dabei der Kombinationseffekt der einzelnen Bestandteile ins Feld geführt, nach dem Motto: Vitalstoffe von Spirulina plus Zellulose und Vitamin C aus Chlorella ergibt die Wunderdroge schlechthin. Dennoch ist von solchen Mixturen abzuraten, liegt doch der Vorteil der puren Mikroalgen gerade in ihrer Reinheit und Einzigartigkeit. Wir haben es hier mit natürlicher Vitalenergie zu tun, die die gesamte Information der winzigen Lebewesen in sich trägt. Mikroalgen sind eben keine Extrakte! Da sollte man sie auch so verzehren, wie sie sind. Pur. Da weiß man, was man hat...

Makroalgen und »Green Food«

Während in den vorangegangenen Kapiteln das Thema Nahrungsergänzung im Mittelpunkt stand, wollen wir uns nun der Frage zuwenden, wie wir uns und unserer Gesundheit mit der Ernährung generell etwas Gutes tun können. Dabei geht es nicht darum, alle liebgewonnenen Gewohnheiten auf einmal ad acta zu legen und radikal durch neue zu ersetzen. Es sollen vielmehr einige der vielen kleinen Schritte gezeigt werden, die in die richtige Richtung führen: hin zu mehr Wohlbefinden.

Unser Blick fällt dabei zunächst auf die Makroalgen, die sich leicht in unsere Alltagskost integrieren lassen und neben Spirulina & Co. einiges für unsere Gesundheit zu bieten haben.

Leben wie Gott in Frankreich

Wir leben in einer hektischen Zeit, die viele von uns immer wieder an die Grenzen ihrer Leistungsfähigkeit geraten lässt. Es gibt kaum einen Menschen, der nicht schon am eigenen Leib erfahren hätte, was das Wort Stress bedeutet. Dabei machen uns meist nicht nur berufliche und familiäre Anforderungen zu schaffen, sondern auch der ständige Konkurrenzkampf mit den Schönheitsidealen unserer Zeit: Schlank und fit müssen wir sein, darum zählen wir jede Kalorie und hetzen nach einem anstrengenden Tag im Büro ins Fitnessstudio oder auf den Tennisplatz. Und wenn wir es einmal nicht tun und über die Stränge schlagen, holt uns sofort unser schlechtes Gewissen ein. Merkwürdig ist nur, dass die Franzosen, die eher für ihren genuss-orientierten, gemächlichen Lebenswandel bekannt sind, der Statistik zufolge dreimal weniger Gefahr laufen, einen Herzinfarkt zu bekommen als ausgerechnet die Amerikaner, denen wir die Erfindung des »fitness lifestyle« und der garantiert cholesterinfreien Superleichtnahrung zu verdanken haben.

Natürlich braucht der Mensch Bewegung! Mindestens dreimal in der Woche sollte man sich körperlich so stark anstrengen, dass der Puls wenigstens zwanzig Minuten lang kräftig zulegt (Faustregel: Puls = 180 minus Lebensalter). Das stärkt die Kondition, stabilisiert den Blutdruck, trainiert den Fettstoffwechsel und hilft sogar, den Insulin- und Zuckerstoffwechsel zu verbessern. Regelmäßiger Ausdauersport ist also ein echter Gesundbrunnen.

Doch dazu braucht man nicht morgens um fünf wie ein Verrückter durch die Straßen zu joggen oder sich in neonbeleuchteten Betonburgen freiwillig und für viel Geld auf Fitness-Folterbänken zu martern. Permanenter Aktionismus ist ebenso kontraproduktiv wie ständige Trägheit. Finden Sie Ihr rechtes Maß, dann leben Sie wie Gott in Frankreich!

Die »großen Schwestern« der Mikroalgen

Bisher haben wir gesehen, wie wir mit einer sinnvollen, natürlichen Nahrungsergänzung durch Mikroalgen gesund und fit bleiben können. Nun ist in der einschlägigen Literatur und in der Presse auch immer wieder die Rede von der Wohltat der Meeresalgen. Sie sind die »großen Schwestern« von Spirulina und Chlorella und ihre Stärke liegt nicht in der Nahrungsergänzung; vielmehr stellen sie in der Regel als Gemüse aus dem Meer eine eigenständige Zutat in einer gesunden Küche dar. Hier in Deutschland dürfen die meisten dieser Makroalgen nur über Umwege in den Kochtöpfen gelangen, hat doch das Bundesinstitut für gesundheitlichen Verbraucherschutz und Veterinärmedizin in Berlin den darin enthaltenen Jodanteil für zu hoch befunden. Und das, obwohl gerade in Deutschland besonders viele Schilddrüsenerkrankungen registriert werden, die auf Jodmangel zurückzuführen sind. Als Folge davon darf zum Beispiel die Rotalgenart Dulse bei uns nur als Badezusatz angeboten werden, während unsere europäischen Nachbarn sie ungeniert und ganz legal auf den Tisch bringen dürfen. Wundern Sie sich also nicht, wenn Sie eine entsprechende Aufschrift auf der Packung lesen.

Die längste Tradition haben die Makroalgen in Japan, wo sie schon vor zehntausend Jahren auf dem Speisezettel standen und dort ein so selbstverständliches Lebensmittel sind, wie bei uns die Kartoffel. Doch auch in Europa sind Algen nicht ganz unbekannt. So kennen die Südwaliser beispielsweise das sogenannte »Laverbrot« (Laver ist der dortige Name für Alge) und auch in Irland werden allerorten Algen angeboten. Auch wer noch nie bewusst von dem Meeresgemüse gekostet hat, ist ohne es zu merken womöglich schon längst damit in Berührung gekommen: In Fertigpuddings und -suppen werden sie nämlich schon seit längerem als Geliermittel, Formgeber oder Stabilisator eingesetzt.

Auch die Kosmetikindustrie verwendet sie in diversen Tages- und Nachtcremes. Zur Kräftigung des Haares und gegen Cellulite soll Makroalgenextrakt ebenfalls gut sein.

Algen werden nach Farben in drei Kategorien eingeteilt. Mit den grünen und blaugrünen Mikroalgen, die in Binnengewässern beheimatet sind, haben wir uns ausgiebig befasst. Zu den Makroalgen gehören die Braun- und Rotalgen, die als Seetang an die Küsten der Weltmeere gespült werden. Für den Verzehr werden sie in Unterwasserfarmen gezüchtet und mit Spezialschiffen geerntet; die an der Oberfläche gedeihenden Arten im Frühjahr und die in der Tiefe wachsenden im Herbst.

Vorsicht bei Allergieneigung!

Anders als bei der Mikroalge Spirulina, die in der Regel von jedem gut vertragen wird, kann das Gemüse aus dem Meer bei empfindlichen Menschen allergische Reaktionen auslösen. So ist es ratsam, anfangs mit kleinen Mengen zu experimentieren und erst nach diesem »Vortest« zu normalen Portionen überzugehen.

Was haben Makroalgen zu bieten?

- Die glibberigen braunen und roten Tangblätter, die bei uns in der Regel in getrockneter Form auf den Markt kommen, sind reich an Mineralstoffen, die sie aus dem Meer filtern und in einer für den Menschen gut aufschließbaren Form einspeichern. So enthält Hiziki beispielsweise 14-mal mehr Kalzium als Kuhmilch. In Japan, wo seit jeher viele Algen gegessen werden, ist die bei uns so weit verbreitete Osteoporose denn auch so gut wie unbekannt. Darüber hinaus sind in Makroalgen Eisen, Kalium, Magnesium, Phosphor und eine ganze Reihe von Spurenelementen nachzuweisen, die für den Stoffwechsel und ein gesundes Zellwachstum von Bedeutung sind.
- Nori, Wakame und Kombu enthalten darüber hinaus – wie die Mikroalge Spirulina – Vitamin B12, das in anderer vegetarischer Kost Mangelware ist.
- Makroalgen wirken einer Übersäuerung entgegen. Dass beim Stoffwechsel hauptsächlich saure Endprodukte entstehen, ist ganz normal. Unser Körper ist dafür ausgelegt und scheidet die überschüssigen Säuren über die Nieren (Harnsäure) oder die Lunge (Kohlensäure) einfach wieder aus. Kritisch wird es erst, wenn wir uns mit Fertignahrung, Kantinenessen oder Imbisskost allzu viel Fett und Kohlenhydrate zuführen

oder dauernd unserer Lust nach Süßem frönen. Dann nämlich gärt es im Gedärm. Der pH-Wert, an dem der Säuregehalt gemessen wird und der eine wichtige Rolle bei der Steuerung der Hormon- und Enzymproduktion spielt, sinkt unter die neutrale Marke von 7 ab. Damit geraten sämtliche Stoffwechselvorgänge ins Ungleichgewicht. Algen wirken dank ihres hohen Mineralstoffgehalts wie ein Puffer und können bei regelmäßigem Verzehr eine Übersäuerung ausgleichen. Das macht sie dennoch nicht zu einem Wundermittel nach dem Motto: erst drei Stück Sahnetorte, dann eine Tüte Algen und schon ist alles wieder gut...

- Algen entgiften. Die Alginsäure – ein in den Algen enthaltenes Polysaccharid – hilft dem Körper, sich von Schlacken zu befreien und sich so zu entgiften. Gerade in einer Zeit, in der wir mit einer Unzahl von synthetischen Substanzen in Berührung kommen, ist das ein interessanter Effekt. Wer neben einer regelmäßigen Nahrungsergänzung mit Mikroalgen öfter mal beim Kochen Seegemüse verwendet – und sei es nur, indem er einen Esslöffel getrocknete Flocken übers Essen streut – tut sich sicher etwas Gutes!

Wenn der Zahnarzt doch gebohrt hat...

...spüren wir meist noch nach Stunden die Wirkung der Betäubungs-spritze. Zu einer schnelleren Regeneration verhilft folgendes Mittel: einen halben Streifen Kombu-Algen in einer Tasse Wasser einweichen und mit dem Einweichwasser 15 Minuten kochen. Dann einen Teelöffel Tamari- oder Shoyusauce (ebenfalls sehr mineralstoffreich!) unterrühren und trinken.
Dieser »Algen-Tee« ist übrigens ein generelles Nervenstärkungsmittel, das in allen Stress- und Belastungssituationen gute Dienste leistet. Besonders zu empfehlen ist es auch bei Schichtarbeit oder für Eltern mit Kleinkindern, denn es hilft, durchwachte Nächte besser zu überstehen.

Hinweise für die Zubereitung:

- Die Algen vor der Verwendung kurz unter fließendem Wasser abspülen, um Sand und Staub zu entfernen. Längeres Wässern ist aber zu vermeiden, da sonst ein Großteil der Mineralstoffe gelöst und davongespült würde.

- Blattalgen wie Kombu und Wakame zeigen oft einen weißlichen Belag. Das ist kein Schimmel, sondern überschüssiges Salz. Um es zu entfernen, werden sie nicht gewaschen, sondern nur mit einem feuchten Tuch abgewischt.
- Danach die Algen in Wasser einweichen (Ausnahme: Sushi-Nori kann einfach so aus der Tüte gegessen werden). Das Einweichwasser nicht wegschütten, sondern unbedingt mit verarbeiten, da es wertvolle Mineralstoffe enthält.
- Algen quellen beim Einweichen stark auf! Wer noch wenig Erfahrung mit dem Meeresgemüse hat, sollte daher anfangs mit den Mengen vorsichtig sein.
- Wer es eilig oder keine Lust auf Experimente in der Küche hat, kann sich auch im Reformhaus eine fertige Algen-Flockenmischung kaufen, die einfach wie ein Gewürz über Salate, Suppen, Saucen und Nudelgerichte gestreut wird und diesen eine originelle Note gibt.

Die wichtigsten Makroalgen im Vergleich:

Agar-Agar ist ein pflanzliches Geliermittel, das sich zur Zubereitung herzhafter Aspiks ebenso eignet wie für Süßspeisen aller Art. Im Gegensatz zur herkömmlichen Gelatine ist es garantiert BSE-frei! Agar-Agar gibt es in Flocken- und Pulverform. Erstere sind qualitativ besser, leider aber auch etwas teurer.
Arame ist genau das Richtige für »Erstkonsumenten«. Anders als ihre Schwestern schmeckt sie nicht nach Fisch, ist aber trotzdem aromatisch und lässt sich schnell und einfach zubereiten. Sie wird einfach in Gemüsegerichten mitgegart. Dabei sind eine Einweichzeit von 10 sowie eine Garzeit von 15-20 Minuten einzuplanen.
Hiziki ist eine ausgesprochen aromatische und leckere Algenart. Zubereitet wird sie wie Arame, die Einweichzeit beträgt jedoch 30 und die Garzeit etwa 40 Minuten. Hiziki wirkt stärkend und schmeckt besonders gut zu Wurzelgemüsen.

Kombu ist eine echte Allround-Alge. Sie lässt sich wunderbar in Suppen oder Eintöpfen verarbeiten, ohne hervorzuschmecken. Ihr natürlicher Glutamatgehalt macht sie zu einer idealen Ergänzung zu allen Gerichten mit Hülsenfrüchten, denn er verkürzt die Kochzeit und sorgt für bessere Verdaulichkeit. Außerdem unterstreicht Kombu die natürliche Süße von bestimmten Gemüsesorten wie beispielsweise Karotten. Einen Algenstreifen (pro Person rechnet man ein etwa 3 cm langes Stück) mit ins Einweichwasser geben, über Nacht stehen lassen und wie gewohnt zubereiten. Danach ist die Kombu so weich, dass man sie mit der Gabel zerdrücken kann.
Mekabu ist nicht jedermanns Sache. Die einen schwören darauf und loben ihren herzhaften Geschmack, die anderen finden sie einfach widerlich. Besonders empfehlenswert ist sie für all jene, die unter Darmbeschwerden leiden, denn sie kann manchmal sogar bei chronischen Erkrankungen wie dem Morbus Crohn Linderung bringen.
Sushi Nori ist sehr nahrhaft und würzig. Ihr Geschmack erinnert an gegrillten Fisch. Bei Kindern ist sie sehr beliebt und manche bezeichnen sie als »Fast-Food-Alge«, weil man sie direkt aus der Tüte essen kann.
Wakame ist leicht und erfrischend. Sie passt gut zu Suppen (vorher über Nacht einweichen). Ungekocht kann man sie mit frischem Salat reichen.

Nachdem wir gesehen haben, welche Schätze die Gewässer unserer Erde bergen, wenden wir uns nun wieder dem festen Boden zu, um zu schauen, was das Land für uns und unser Wohlbefinden zu bieten hat. Nicht zuletzt im Lichte der von den Krankenkassen verordneten Kostendämpfungsmaßnahmen wächst das allgemeine Interesse am Thema der aktiven Gesundheitsfürsorge, was es ist nicht ganz leicht macht, sich in der Flut der einschlägigen Empfehlungen zurechtzufinden. Eines aber kristallisiert sich heraus: Der Trend geht weg vom Fleisch.

Die Deutschen essen weniger Fleisch

Sicher haben nicht nur gesundheitliche Aspekte, sondern auch die Skandale um BSE, Schweinepest, Hormone und Antibiotika ebenso wie Medienberichte über Massentierhaltung und Tiertransporte quer durch Europa dazu beigetragen, dass der Fleischkonsum in unseren Landen in den letzten Jahren stetig gesunken ist – seit 1988 um gut 10%. Das bedeutet: Es wird nicht mehr täglich Fleisch gegessen wie noch vor Jahren, als das noch ein Symbol für Wohlstand war. Die »Gelegenheits-Vegetarier« sind auf dem Vormarsch!

Wie wär's mal vegetarisch?

Spätestens, wenn nach einem allzu üppigen Mahl der Rock- oder Hosenbund kneift, ist der Zeitpunkt gekommen, sich nach einer leichteren Ernährungsvariante umzusehen. Die rein pflanzliche Kost bietet hier eine hervorragende Alternative. Das Vorurteil, sie sei langweilig und fad, ist längst widerlegt! Mit ein wenig Phantasie und den richtigen Zutaten kann man die tollsten Gerichte ohne Fleisch zaubern.

Schlank und fit mit Obst und Gemüse

Wer (überwiegend) vegetarisch isst, hat weniger Gewichtsprobleme, weil das Fett dabei drastisch reduziert wird. Wurst und Fleisch enthalten nämlich eine Menge versteckter Fette. Gleichzeitig wird der Körper durch reichlich Kalium aus Gemüse und Vitamin C aus knackigen Salaten entwässert. Dabei wird der Stoffwechsel aktiviert und die Fettverbrennung gefördert. Doch nicht nur wer abnehmen will, profitiert von der fleischlosen Kost. Vor kurzem legte die englische Wissenschaftlerin Margaret Thorogood die Ergebnisse der bislang größten Studie zu diesem Thema vor. Wie die Auswertung der Daten von insgesamt 11.000 Teilnehmern ergab, kommen neben Übergewicht auch viele Zivilisationskrankheiten wie Arteriosklerose, Herz- und Kreislauferkrankungen, Rheuma und Diabetes bei Vegetariern weniger häufig vor.

Genießen macht schlank!

In unserer hektischen Zeit, in der gelegentlich sogar die Freizeit zum Stress ausartet, ist eines arg ins Hintertreffen geraten: der Genuss. Wir haben es verlernt, beim Essen mit all unseren Sinnen dabei zu sein. Doch das muss nicht so bleiben: Betrachten Sie doch einmal ganz bewusst die schönen prallen Rundungen einer Frucht – sagen wir eines reifen Apfels – und lassen sein köstliches Aroma in Ihre Nase einströmen. Streichen Sie über seine glatte, kühle Haut, bevor Sie hineinbeißen. Hören Sie, wie es zwischen Ihren Zähnen kracht und lassen Sie sich den Saft genüsslich auf der Zunge zergehen! Ein angenehmer Nebeneffekt: Wer auf diese Weise isst und wirklich genießt, ist schon nach wenigen Bissen satt. Aufs Kalorienzählen kann da getrost verzichtet werden!

Die häufigsten Fragen zur vegetarischen Ernährung:

Vielleicht haben auch Sie schon seit längerem immer wieder mit dem Gedanken gespielt, wenn nicht gleich ganz, so doch ab und zu einmal vegetarisch zu essen. Womöglich zögern Sie nur, weil es noch die eine oder andere Unklarheit gibt. Wenn ja, dann finden Sie hier die Antworten auf Ihre Fragen:

▶ Auf welche Nährstoffe muss ich besonders achten?

Wenn Sie neben Obst, Gemüse und Getreide eine regelmäßige Nahrungs-ergänzung mit Mikroalgen einplanen, gibt es keinen Mangel an Eiweiß, Mineralstoffen und Vitaminen. So kann selbst das nach landläufiger Meinung nur im Fleisch enthaltene Vitamin B12 in Spirulina nachgewiesen werden. Auch in den Makroalgen Nori, Wakame und Kombu sind Spuren davon zu finden. Das in vegetarischer Nahrung ebenfalls rare Eisen können Sie sich auch gut über eine solche Nahrungsergänzung zuführen.

▶ Bekomme ich genug Eiweiß?

Ja! Um die empfohlene Tagesmenge zu erreichen, kann man getrost auf Fisch und Fleisch verzichten, denn auch pflanzliche Nahrungsmittel wie Getreide, Nüsse, Kartoffeln, Samen und Hülsenfrüchte enthalten reichlich Eiweiß. Und gerade in diesem Punkt ist Spirulina mit seinem hohen Eiweißanteil besonders wertvoll (siehe auch auf Seite 26 im Abschnitt »Und wie ist es mit dem Eiweiß?«).

▶ Werde ich das Fleisch nicht allzu sehr vermissen?

Ihr Körper sicher nicht! Ihr Gaumen aber womöglich schon, vor allem, wenn Sie die Nahrungsumstellung aus reinen Vernunftsgründen und nicht aus einer inneren Überzeugung heraus vornehmen. Es ist gar nicht so einfach, sich von liebgewonnenen Gewohnheiten zu lösen. Haben Sie Geduld mit sich! Beginnen Sie langsam, indem Sie zunächst nur ab und zu mal einen fleischlosen Tag einlegen oder vielleicht auch nur in der Frühstückspause statt zum Wurstbrot in die Obstschale greifen. Das ist sicher besser, als sich von einem Tag auf den anderen radikalen Verzicht zu verordnen. Dies funktioniert nämlich in der Regel nur so lange, bis der innere Schweinehund schließlich doch die Oberhand gewinnt und Sie zum »sündigen« überredet. Und auf die Sünde folgt die Reue... Eine gesunde Ernährung ist dazu gedacht, uns zu mehr Wohlbefinden zu verhelfen – ein Ziel, das nur über Genuss und Freude zu erreichen ist. Ständiger Verzicht und Schuldgefühle vermiesen uns eher die Stimmung, sodass wir uns am Ende eher schlechter fühlen als besser.

Übrigens: Beim Italiener werden Pizza und Nudeln oft auch ohne Fleisch zubereitet und wir essen's, ohne dass uns etwas fehlt...

Auf die Qualität kommt es an! *Wenn Sie zwischendurch doch mal die »Fleischeslust« packt, dann kaufen Sie lieber weniger, dafür aber nur vom Feinsten! Wenn Sie sich für Bio-Fleisch aus artgerechter Haltung entscheiden, können Sie es unbeschwert ohne Gedanken an Rinderwahn, Hormonbelastung und Tierquälerei genießen.*

▶ Wie reagiert mein Stoffwechsel auf die Umstellung?

Hervorragend! Vegetarische Kost stabilisiert nicht nur die Cholesterinwerte auf niedrigerem Niveau, sondern enthält auch sehr viel mehr Ballaststoffe als die übliche Ernährung, was die Verdauung fördert. Nur mit der Rohkost kann es anfangs Probleme geben, vor allem dann, wenn man sich vorher überwiegend von Gegartem ernährt hat und auf einmal nur noch Rohkost isst. Auch in dieser Hinsicht ist eine sanfte Umstellung der bessere Weg – eine Umstellung, die sich lohnt. Denn frisches, rohes Obst und Gemüse enthalten eine Fülle von Enzymen, die unseren Stoffwechsel auf Trab bringen.

Ohne Enzyme läuft gar nichts! *Enzyme spielen eine zentrale Rolle im Verdauungsprozess, denn sie tragen zur Aufspaltung komplexer Nahrungsmoleküle bei, damit diese von den Magen-, Gallen- und Bauchspeicheldrüsensäften weiterverarbeitet werden können. Jeder Mensch ist von*

Geburt an mit einem bestimmten Depot an Enzymen ausgestattet. Damit steht ihm ein endlicher Vorrat zur Verfügung, den er nicht aufstocken kann. Ist das Depot erschöpft, so stirbt der Mensch.
Vor diesem Hintergrund wird deutlich, wie sehr es auf den Verzehr enzymreicher Kost ankommt. Bringt nämlich die Nahrung eine ausreichende Menge dieses Stoffwechselkatalysators mit, so verdaut sie sich quasi von allein und schont damit den körpereigenen Vorrat.
Spirulina und Chlorella werden in der Regel so schonend verarbeitet, dass sowohl im Pulver als auch in den Tabletten noch reichlich Enzyme vorhanden sind. In dieser Hinsicht sind Mikroalgen ein Lebensspender der besonderen Art. Planen wir außerdem auf unserem Speisezettel vor jeder enzymarmen, gekochten Speise eine Portion Rohkostgemüse oder Salat ein, so ist schon viel gewonnen. Eine wertvolle »Verdauungshilfe« leisten auch enzymreiche, frische Kräuter, die übers Essen gestreut werden. Wenn auch die frische Variante stets die beste ist, können sich Eilige hier auch gut mit gebrauchsfertigen Kräutermischungen aus der Tiefkühltruhe behelfen.

▶ Fehlt dem vegetarischen Essen der würzige Geschmack?

Nein, auch fleischlose Kost kann wunderbar würzig schmecken! Sie erhalten ihren Geschmack durch scharf angebratene Zwiebeln, durch das Abschmecken mit Gemüsebrühe, Sojasauce und kräftigen Gewürzen wie Knoblauch, frischem Pfeffer, Chilischoten etc. und nicht zuletzt auch durch jede Menge frische Kräuter. So wird das Essen garantiert nicht langweilig.

▶ Kommt bei der vegetarischen Küche das Kulinarische zu kurz?

Nein! Es kommt nur auf die Zubereitung an. Vegetarisch zu kochen, heißt nicht, einfach nur das Fleisch wegzulassen und sich künftig mit den Beilagen zu begnügen. Inzwischen gibt es eine Vielzahl von Kochbüchern mit einer Fülle von phantasievollen Rezeptideen. Nichts hat der vegetarischen Küche solchen Auftrieb gegeben, wie die Entdeckung der leichten Gemüseküche rings ums Mittelmeer und auch die »nouvelle cuisine« ist nicht spurlos an ihr vorübergegangen.

So, wie wir uns mit der ungewohnten Küche eines anderen Landes vertraut machen müssen, um uns ihre kulinarischen Schätze zu erschließen, müssen wir uns aber auch mit der fleischlosen Kost erst ein wenig näher befassen, bis sie sich uns in ihren Feinheiten erschließt. Experimentieren Sie nach Lust und Laune – es lohnt sich! Schließlich sind Vegetarier die gesünderen Menschen.

▶ Können auch Kinder und Schwangere vegetarisch essen?

Ja, vorausgesetzt es wird für ausreichend Kalzium gesorgt. Auch in dieser Hinsicht kommt den Mikroalgen besondere Bedeutung zu (siehe »Ein Wort zum Thema Kalzium« auf 25). Ein ausgezeichneter Kalziumlieferant ist auch Lapachotee. Mit etwa 19.000 Milligramm pro Kilo hält er in dieser Hinsicht sogar den Weltrekord!

Schwermetalle im Gemüse reduzieren

Über Ab- und Auspuffgase aller Art gelangen Schwermetalle wie Blei und Cadmium in die Luft sowie ins Grundwasser und damit auch in unsere Nahrungskette.

Blei lagert sich vor allem auf den Blättern und der Schale von Gemüse und Obst ab. Es lässt sich durch Waschen und anschließendem Trockenreiben weitgehend entfernen. Wer's noch gründlicher mag, muss zum Schälmesser greifen oder die äußeren Blätter ganz abmachen.

Mit Cadmium sieht die Sache anders aus. Es wird über den Boden aufgenommen und in der Pflanze eingelagert. Da hilft selbst schälen wenig. Um dem Körper Gelegenheit zu geben, möglichst viel von den Umweltschadstoffen wieder loszuwerden, empfehlen sich regelmäßige Entgiftungskuren mit Mikroalgen (Einzelheiten hierzu finden Sie im Abschnitt »Kuren zur Entgiftung, Gewichtsreduktion und Regeneration« auf Seite 38).

▶ Gibt es auch im Winter alles für den Vegetarier?

In Deutschland gibt es ganzjährig ein großes Angebot an Obst und Gemüse. Im Winter haben vor allem die Dunkelgrünen Saison: Brokkoli, Kohl aller Art einschließlich des zarten Rosenkohls und auch Mangold. Und was nicht frisch geerntet wird, ist tiefgekühlt zu haben. Durch schonende Verfahren bleibt in solchermaßen konservierter Ware ein Großteil der Vitalstoffe enthalten. Mangel muss da kein Vegetarier leiden. Dennoch empfiehlt sich gerade in der trüben Jahreszeit eine zusätzliche Nähr- und Vitalstoffversorgung mit Spirulina.

__Im Winter: Hände weg vom Kopfsalat!__ Die Zeiten, in denen es grünen Kopfsalat nur im Sommer zu kaufen gab, sind längst vorbei. Wenn er draußen nicht gedeiht, wird er im Treibhaus gezogen. Dort lagert er – ebenso wie generell alle grünen Blattgemüse – wegen des Mangels an Tageslicht große Mengen Nitrat ein, das sich in schädliches Nitrit umwandeln kann. Ebenfalls bedenklich: Um den im feuchtwarmen Treibhausklima drohenden Pilzbefall zu verhindern, werden Salate mit Fungiziden gespritzt und sind daher stark belastet. Fazit: Nur Freilandware aus biologischem Anbau kaufen. Und Kopfsalat direkt vom Feld gibt's nun einmal nicht im Winter.

▶ Was unterscheidet Veganer von Vegetariern?

Die meisten Vegetarier essen zwar keinen Fisch und kein Fleisch, dafür aber Milch, Milchprodukte und Eier. Sie sind die Ovo-Lacto-Vegetarier. Lacto-Vegetarier gehen noch einen Schritt weiter und lassen zusätzlich die Eier weg. Die Veganer schließlich verzichten auch noch auf die Milch und nehmen nur rein pflanzliche Nahrung zu sich. Doch keine Angst, so streng brauchen Sie's nicht zu halten. Als »Gelegenheits-Vegetarier« liegen Sie voll im Trend der Zeit und tun sich sehr viel Gutes!

▶ Was ist, wenn ich Single bin?

Gerade der steigenden Zahl der Singles kommt die fleischlose Küche sehr entgegen. Kurze Garzeiten und viel Rohkost versprechen schnellen, gesunden Genuss. Außerdem halten sich die meisten Grundzutaten der vegetarischen Küche länger frisch als Fisch und Fleisch. Für Ein-Personen-Haushalte ist auch Tiefkühlgemüse in größeren Tüten zur Einzelentnahme kleiner Portionen praktisch.

▶ Und wie sieht es mit den Kosten aus?

Keine Angst: Die vegetarische Ernährung ist nicht teuer. Im Gegenteil! Fleisch – zumal in guter Qualität – gehört immer noch zu den teuersten Lebensmitteln überhaupt. Für den Gegenwert eines Steaks können Sie jede Menge Obst und Gemüse kaufen!

Vom schonenden Umgang mit Vitaminen

Gemüse, Salat und Obst liefern neben Ballaststoffen, Mineralien und sekundären Pflanzenstoffen auch eine Vielfalt von Vitaminen und Provitaminen. Diese sind jedoch oft ausgesprochen empfindlich gegenüber Licht, Hitze und Sauerstoff oder können beim Wässern ausgelaugt werden, sodass durch lange Lagerung oder falsche Zubereitung nicht selten die Hälfte davon verloren geht. Hier einige Tipps, um die Verluste so gering wie möglich zu halten:

- Möglichst erntefrisches Obst und Gemüse der Saison kaufen und so schnell wie möglich aufbrauchen.
- Obst und Gemüse wie Äpfel, Pflaumen, Brokkoli oder Erbsen einzeln verpackt im unteren Bereich des Kühlschranks lagern.
- Kälteempfindliche Sorten wie Südfrüchte, Gurken und Kartoffeln im kühlen Vorrats- oder Kellerraum lagern.
- Bei Tiefkühlware halten sich die Vitamine am besten in luftdichten Verpackungen. Achten Sie auf die Zubereitungsempfehlungen des Herstellers, um die Verluste zu minimieren.
- Möglichst viel Obst und Gemüse roh verzehren.
- Gemüse nicht wässern, sondern direkt vor der Zubereitung putzen, kurz waschen und zerkleinern.
- Salatgemüse sofort nach dem Zerschnippeln mit Essig oder Zitronensaft marinieren.
- Zum Garen das Gemüse in wenig Wasser dünsten oder dämpfen. Die Kochflüssigkeit nicht wegschütten, sondern nach Möglichkeit für Saucen oder Suppen weiterverwenden.

  Das Gemüse erst ins Wasser geben, wenn es kocht. Der Feind des Vitamin C sitzt nämlich im Gemüse selbst. Er heißt Peroxidase und ist ein Enzym, das in Lebensmitteln von Natur aus vorkommt. Bei Temperaturen zwischen 40 und 70°C baut es Vitamin C in relativ kurzer Zeit vollständig ab. Wird das Gemüse erst in den Topf gegeben, wenn das Wasser schon kocht, erhitzt es sich so schnell, dass das Enzym nicht mehr wirken kann.

Indikationen von A bis Z

Mikroalgen sind kein Heilmittel im eigentlichen Sinne, sondern eine natürliche Basisversorgung mit Mikronährstoffen. Wenn man aber bedenkt, dass laut Angaben der Weltgesundheitsorganisation 80% aller Krankheiten auf ungesunde Lebensweise und ungünstige Umwelteinflüsse zurückzuführen sind, so wird deutlich, welch positiven Einfluss sie auf unsere Gesundheit haben können. Ihre Stärke liegt dabei in erster Linie in der Vorbeugung und nicht in der Heilung bereits bestehender Krankheitsbilder, obgleich sich durch ihren Verzehr gerade bei ernährungsbedingten oder durch Schadstoffbelastung verursachten Symptomen oftmals eine Besserung einstellt. Dies liegt wohl daran, dass durch die Algennahrung die ausgezehrten Nährstoffdepots wieder gefüllt werden und der Organismus damit Hilfe zur Selbsthilfe bekommt.

Dennoch sollte man Mikroalgen nicht als »Wunderdroge« missverstehen – sie sind und bleiben eine Ergänzung zur täglichen Ernährung und wer seinen Körper permanent mit Fleisch, Fett, pappigem Weißbrot, Konservennahrung, Fast Food und Süßwaren traktiert, kann auch von Mikroalgen keine großartigen Erfolge erwarten. Unser Körper will eben rundum gut behandelt werden. Eine grüne Pille allein – und sei es die allerbeste, allernatürlichste und allergesündeste – reicht ihm nun einmal nicht aus!

Der vorbeugende Verzehr von Mikroalgen basiert auf einem ausgesprochen lebensbejahenden Konzept, das da lautet, über die Ernährung gesund zu werden und nicht über Medikamente. So werden die winzigen grünen oder blaugrünen Organismen oft auch als »Probiotikum« bezeichnet (pro ist lateinisch und bedeutet »für« oder »gemäß«, bios kommt aus dem Griechischen und steht für »das Leben« – pro bios heißt also »für das Leben«). Anders als die in der modernen westlichen Welt nicht nur zur Krankheitsbekämpfung, sondern sogar als Futterzusatz (!) in der Tierhaltung eingesetzten Antibiotika (anti ist griechisch für »gegen«), konzentrieren sie sich nämlich auf die Erweckung und Stärkung der Lebenskräfte.

Akne

Vor allem in der Pubertät spielt die Haut verrückt: Die Talgdrüsen sind überaktiv und bescheren so manch bedauernswertem Jugendlichen Pickel und Mitesser – und das ausgerechnet vor dem ersten Date mit dem/der Angebeteten. Kein Wunder, denn Nervosität und Stress regen die Talgproduktion zusätzlich an. Vor lauter Verzweiflung greift die/der solchermaßen Leidgeprüfte zu scharfen Waffen: Mit Waschcremes und Lotionen, Gesichtswässern und Komedonenquetschern versucht sie/er, der Plage zu Leibe zur rücken. Das Resultat ist leider oftmals ziemlich enttäuschend, denn je mehr Mann (oder Frau) an der ohnedies entzündeten Haut wäscht, zerrt und zupft, desto gereizter reagiert sie.

Es sind beileibe nicht nur Jugendliche, die unter den für die Akne so typischen Pusteln und Mitessern leiden. Auch immer mehr Erwachsene haben damit zu kämpfen. Die emotionalen Faktoren, die erwiesenermaßen beim Auftreten von Akne eine wichtige Rolle spielen, lassen sich durch Mikroalgen natürlich kaum beeinflussen. Dennoch lässt sich das gestörte Hautbild durch Spirulina verbessern: Das darin reichlich enthaltene Chlorophyll sorgt nämlich für eine Anregung des Hautstoffwechsels und unterstützt den Wundheilungsprozess. Neben einer hochdosierten Nahrungsergänzung mit Spirulina (dreimal täglich bis zu 15 Tabletten oder 3 gehäufte Tl Pulver) empfiehlt sich die äußere Anwendung: Die betroffenen Stellen über mindestens einen Monat hinweg täglich mit einer Spirulina-Packung behandeln. Dazu 1 El Spirulina-Pulver mit etwas Wasser zu einer Paste verrühren und auf die Haut auftragen. Nach etwa einer Viertelstunde mit einem feuchten Waschlappen abnehmen und mit viel klarem Wasser nachspülen.

Allergien

Triefende Augen, eine rote Nase, Hautausschläge und kratzende Bronchien gehören für immer mehr Menschen zum Alltag: Ihr Organismus wehrt sich gegen die stark wachsende Zahl der auf ihn einströmenden Umweltgifte, indem er Amok läuft und völlig harmlose Stoffe als Feinde identifiziert. Auf die schießt er dann mit schwerem Geschütz: Histamine werden ausgeschüttet, um die »Eindringlinge« abzuwehren. Die Haut juckt und die Schleimhäute schwellen an, um die Luken dicht zu machen. Das funktioniert so gut, dass der leidgeplagte Allergiker kaum noch Luft bekommt. Die Schulmedizin steht diesem Phänomen nach wie vor hilflos gegenüber und beschränkt sich darauf, die Symptome zu unter-drücken oder den Körper Schritt für Schritt an das Allergen zu gewöhnen – mit dem Erfolg, dass sich die Allergie nach dieser sogenannten »Hyper-sensibilisierung« verschiebt und der Körper fortan nicht mehr auf Blütenpollen, sondern zum Beispiel auf Erdbeeren in der beschriebenen Weise reagiert. Die Naturheilkunde bietet hier mit dem Bioresonanz-Verfahren schon sehr viel bessere Heilungschancen.

Beim Auftreten einer Allergie spielt das Immunsystem verrückt, von daher hilft den Betroffenen alles, was die Abwehrkräfte stärkt. Die Vorteile einer Mikroalgen-Kur liegen da geradezu auf der Hand. Dennoch sollte man nicht erst warten, bis es zu spät ist: Gerade für Allergiker ist es wichtig, das ganze Jahr über etwas für ihre Immunabwehr zu tun. Die permanente Nahrungsergänzung mit Spirulina sorgt gleichzeitig für eine laufende Entgiftung des Körpers, sodass dieser nicht mehr so belastet und damit von vornherein weniger allergieanfällig ist.

Amalgambelastung

Die Schädlichkeit von »Zahnplomben« hat sich mittlerweile in weiten Kreisen herumgesprochen: Die darin enthaltenen Schwermetalle – allen voran das Quecksilber – führen zu teilweise gravierenden gesundheitlichen Beeinträchtigungen, weshalb sich viele Menschen beim Zahnarzt ihre alten Amalgamfüllungen durch verträglichere Materialien ersetzen lassen. Mit dem Herausbohren des Amalgams ist es aber längst nicht getan, denn der Körper hat in der Regel bereits eine gewisse Menge der Substanzen aufgenommen und eingelagert. Auch der während der Behandlung entstehende »Bohrstaub« ist stark belastet. Eine Beseitigung der alten Füllungen allein reicht also nicht aus, sondern muss von einer Ausleitung der Schwermetalle begleitet werden. Mikroalgen wie Chlorella und Spirulina fördern die Ausscheidung der im Körpergewebe gespeicherten schädlichen Amalgambestandteile, ohne dem Organismus wertvolle Mineralstoffe zu entziehen, wie dies bei einer herkömmlichen Ausleitungstherapie oftmals der Fall ist.

Anämie

Anämie oder »Bleichsucht«, wie unsere Großmütter sie nannten, äußert sich in Symptomen wie auffälliger Blässe, Schwindelgefühl, Ohrensausen und schneller Ermüdung. Auf die kleinste Anstrengung reagiert der Körper mit Herzklopfen und Kurzatmigkeit. In der Regel ist sie auf einen Mangel an Eisen zurückzuführen, welches unser Organismus in erster Linie zur Bildung des Farbstoffs der roten Blutkörperchen, des sogenannten Hämoglobins, benötigt. Zu den besagten Mangelerscheinungen kommt es vor allem durch Blutverlust, wie er nicht nur bei Unfällen oder Operationen entstehen kann, sondern sich auch infolge der weiblichen Regel oder stark blutender Hämorrhoiden einstellt.

Mikroalgen enthalten großen Mengen an Chlorophyll, jenes grünen Pflanzenfarbstoffs, der bei der Photosynthese entsteht und wegen seiner Ähnlichkeit zur Molekularstruktur des Hämoglobins oftmals als »grünes Blut« bezeichnet wird. Der Unterschied besteht darin, dass sich Chlorophyll um ein Magnesium-Ion, Hämoglobin hingegen um ein Eisenmolekül herum bildet. Wissenschaftler gehen davon aus, dass bei der Zuführung ausreichender Mengen von Eisen das Magnesium ersetzt und Chlorophyll auf diese Weise in Hämoglobin umgewandelt werden kann. Dies mag erklären, warum Betroffene von einem positiven Einfluss der Mikroalgen auf ihre anämischen Erscheinungen berichten. Ein weiterer Vorteil von Spirulina: Es enthält neben Eisen die blutbildenden Vitamine B12 und Folsäure. Die reichlich vorhandenen Aminosäuren sorgen zudem dafür, dass das dem Körper zugeführte Eisen besser aufgeschlossen werden kann.

Augenprobleme

Die Anforderungen, die das moderne Leben an unsere Augen stellt, sind um ein Vielfaches gestiegen. So verwundert es nicht, dass der Bedarf an dem für die Augengesundheit wichtigen Vitamin A um das fünfzigfache gewachsen ist. Die Netzhaut des Auges hat im Verhältnis zum übrigen Körper den höchsten Gehalt an Vitamin A. Führt man dem Organismus also mittels Mikroalgen reichlich Beta-Carotin – die Vorstufe des »Augenschutz-Vitamins« A – zu, so kann sich das positiv auf viele Augenprobleme, wie nachlassendes Sehvermögen, Nacht- und Farbenblindheit und sogar den grünen oder grauen Star auswirken. Auch schnellem Ermüden der Augen bei Überanstrengung durch Bildschirmarbeit, Autofahren in der Nacht, langes Lesen oder Fernsehen lässt sich durch die Einnahme von Spirulina entgegenwirken.

Azidose siehe Übersäuerung

Bluthochdruck (Hypertonie)

In unserer vom Stress geprägten Zeit verwundert es kaum, dass immer mehr Menschen einen zu hohen Blutdruck haben. Mit Hilfe von blutdrucksenkenden Mitteln gelingt es zwar meist, das Allerschlimmste – also einen Schlaganfall – zu verhindern und den Betroffenen so zu einem relativ normalen Leben zu verhelfen, der Preis ist aber eine völlige Abhängigkeit von solchen Medikamenten: Setzt man sie nämlich ab, steigt der Blutdruck sofort wieder an. Die in Spirulina enthaltenen Nährstoffe zeigen ihre Vorteile da auf ganz andere Weise. Die Alge ist eine wertvolle Quelle von Linolsäure, die im menschlichen Körper nicht synthetisiert werden kann und mit der Stimulation der Prostaglandinausschüttung in Zusammenhang gebracht wird. Prostaglandine sind Hormone, die neben anderen physiologischen Prozessen auch für die Steuerung des Blutdrucks zuständig sind. Eine Nahrungsergänzung mit den blaugrünen Mikroorganismen macht zudem die Zellwände geschmeidig und wirkt damit der Hypertonie auf Dauer entgegen.

Candida

Unsere moderne Gesellschaft hat uns viele Errungenschaften und Vorteile gebracht. Dennoch hat sie auch ihre Schattenseiten: Ernährungsbedingt leiden immer mehr Menschen an einer geschädigten Darmflora, in der sich ein Hefepilz namens Candida albicans ausbreiten kann. Ist der Darm gesund, lebt dieser Pilz in einer natürlichen Symbiose mit den übrigen »freundlichen« Darmbakterien, die dessen Wachstum in Schach halten. Werden diese jedoch durch Antibiotika oder Gärungssäuren dezimiert oder gar zerstört, kann der Pilz ungehindert wuchern. Er durchdringt die Darmwände, gelangt über die Lymph- und Blutbahn zu den inneren Organen und drosselt uns im wahrsten Sinne des Wortes die Lebensenergie ab. Da es sich letztendlich um eine ernährungsbedingte Stoffwechselstörung handelt, setzt die Behandlung auch hier beim Essen an. Die Anti-Candida-Diät verzichtet auf alles, was den Pilz füttert – und das sind in erster Linie die Kohlenhydrate. Gegenspieler der Candida sind alle Immunsystemstärker, also auch die Mikroalgen. Einen wertvollen Beitrag zur Zellreparatur leisten Beta-Carotin als Vorstufe des Vitamin A und die B-Vitamine von B1 bis B12, die in Spirulina neben allen lebensnotwendigen Aminosäuren und Mineralien in hoher Potenz enthalten sind. Die organisch lebendige, naturreine Algennahrung mit ihrer starken energetischen Strahlkraft ist in der Anti-Candida-Diät eine große Unterstützung.

Cholesterin

Dass ein zu hoher Cholesterinspiegel die Gefahr eines Herzinfarktes oder Schlaganfalls deutlich erhöht, hat sich mittlerweile in weiten Kreisen der Bevölkerung herumgesprochen. In verschiedenen wissenschaftlichen Studien in Deutschland und Japan wurde nachgewiesen, dass der Dauerverzehr von nur 4 Gramm Spirulina pro Tag (das sind etwa 10 Tabletten) den Cholesterinspiegel deutlich senken kann. Weitere Maßnahmen:

- Meiden Sie gesättigte Fettsäuren, wie sie z. B. in Fleisch, Milchprodukten, Kokosfett und Frittiertem enthalten sind.
- Reduzieren Sie den Verzehr von cholesterinhaltigen Nahrungsmitteln wie Eiern, Innereien sowie generell allen tierischen Nahrungsmitteln.
- Sorgen Sie für regelmäßige Bewegung.
- Achten Sie auf Ihr Gewicht.

Diabetes

Es gibt Krankheiten, gegen die die moderne Medizin trotz intensiver Bemühungen nur sehr wenig auszurichten vermag. Eine dieser Krankheiten ist die immer noch unheilbare Diabetes, eine Stoffwechselstörung, die durch eine zu geringe Ausschüttung des Hormons Insulin entsteht. So wie ein Auto Benzin braucht, um funktionieren zu können, ist unser Körper auf Glukose im Blut als »Treibstoff« angewiesen. Insulin spielt eine wichtige Rolle bei der Umsetzung des in unserer Nahrung enthaltenen Zuckers in Glukose und deren Umwandlung in Energie. Fehlt das Hormon, wandelt der Körper statt des Zuckers die mit der Nahrung zugeführten Fette und Eiweiße um, um sich auf diese Weise mit der notwendigen Energie zu versorgen. So ist die »Zuckerkrankheit« nicht nur eine Störung des Zucker-, sondern auch des Fett- und Eiweißstoffwechsels. Haupt-symptome der Diabetes sind ein erhöhter Blutzuckerspiegel und die sogenannte Glukosurie, also die Zuckerausscheidung im Harn.

Die Behandlung der Diabetes setzt grundsätzlich bei der Ernährung an. In Japan wurde nun in einer klinischen Studie bestätigt, dass sich mit der Einnahme von Spirulina (dreimal täglich 7 Tabletten) als Ergänzung zu einer strengen Diät unter Umständen eine Stabilisierung des Blutzuckerspiegels erreichen lässt. Gleichzeitig wurde eine Gewichtsreduktion sowie eine Steigerung des Wohlbefindens erzielt. Die Forschungen auf diesem Gebiet sind noch längst nicht abgeschlossen, doch vielleicht ergeben sich hier neue Möglichkeiten ...

Neben einer etwaigen blutzuckerstabilisierenden Wirkung liegt ein weiterer Vorteil der blaugrünen Mikroalge darin, dass sie dank ihres hohen Nährstoffgehalts die sonst oftmals kaum zu zügelnden Essensgelüste reduziert. Den Betroffenen erleichtert es auf diese Weise, die verordnete Diät auch wirklich einzuhalten.

Durchfall

Was auch immer die Ursache sein mag – Mikroalgen können auf jeden Fall wertvolle Dienste leisten: Wer bei akutem Durchfall dauernd Spirulina-Tabletten lutscht oder in Gemüsesaft aufgelöstes Spirulina-Pulver trinkt, sollte das Schlimmste nach spätestens 24 Stunden überstanden haben. Der hohe Mineral-stoffanteil sorgt gleichzeitig dafür, dass der mit Durchfallerkrankungen einher-gehende Elektrolytverlust ausgeglichen wird.

Eisenmangel siehe Anämie

Ekzeme

Selbst bei hartnäckigen Ekzemen lassen sich mit folgender Packung oftmals gute Erfolge erzielen: Kurmäßig jeden Tag 1 El Spirulina-Pulver mit etwas Wasser zu einer Paste verrühren und auf die Haut auftragen. Nach etwa einer Viertelstunde mit einem feuchten Waschlappen abnehmen.

Frühjahrsmüdigkeit

Wenn sich die Zeit der langen Nächte und der oftmals düsteren Witterung ihrem Ende entgegenneigt, gehen viele von uns durch ein regelrechtes Stimmungstief. Wir sind schlapp und lustlos und können uns einfach zu nichts aufraffen: Die Frühjahrsmüdigkeit hat uns im Griff. Wir sehnen uns nach Licht und Sonne. Wie gut, dass wir uns ein bisschen von der wärmenden Energie aus dem Vorratsglas holen können: Mikroalgen sind dank ihres hohen Chlorophyllanteils in der Lage, Sonnenlicht in reine Nahrung umzuwandeln. Und zwar auf sehr viel effizientere Weise als jede andere Pflanze auf Erden. Den hohen Wirkungsgrad, der bei diesem Prozess – der sogenannten Photosynthese – erreicht wird, haben die Algen ihrer einfachen Struktur zu verdanken. Damit sind sie ein idealer Speicher für Sonnenlicht. Wenn Sie also wieder einmal die Frühjahrsmüdigkeit plagt, können Sie sich mit einer Spirulina-Kur wieder auf Trab bringen.

Fußpilz

Ob wir ihn uns nun im Schwimmbad, in der Sauna oder anderswo geholt haben, sei dahingestellt – ist er einmal da, lässt sich der Fußpilz oft nur schwer wieder loswerden.

Langes Leiden muss aber nicht sein, denn ein Spirulina-Fußbad vertreibt selbst hartnäckigen Befall: Eine Plastikwanne mit heißem Wasser füllen, 2-3 El Spirulina-Pulver mit etwas kaltem Wasser anrühren, in die Wanne geben und verteilen. Das Wasser sollte so heiß sein, wie Sie es eben aushalten können. Die Füße hineinstellen und so lange im Wasser lassen, bis es abgekühlt ist. Die Füße abtrocknen (altes Handtuch nehmen!) und gut eincremen, am besten mit einer Spirulina-Creme für trockene Haut. Wiederholen Sie dieses Fußbad täglich über mindestens eine Woche hinweg. Das hält kein Fußpilz aus! Und auch ansonsten wird die Haut an den Füßen durch diese Kur schön glatt und weich.

Um ganz auf Nummer sicher zu gehen, sollten Sie während der Bade-Kur den Körper auch von innen mit Spirulina stärken und die blaugrüne Alge entweder vermehrt beim Kochen einsetzen oder in Tablettenform schlucken.

Haarausfall

Ob wir gesund sind oder nicht, erkennt man nicht zuletzt an unserem Haar – fühlen wir uns schlecht, will auch die Frisur nicht sitzen. Manchen wachsen bei all dem Alltagsstress buchstäblich graue Haare, bei anderen wiederum bleibt die halbe Pracht im Kamm hängen. Auch in solchen Fällen empfiehlt sich eine Nahrungsergänzung mit Spirulina.

Die in Mikroalgen enthaltene Folsäure sorgt nicht nur dafür, dass das Blut schön rot, sondern auch, dass die Haare länger blond, rot, braun oder schwarz bleiben. Vor allem auf Mineralstoff- und Proteinmangel zurückzuführender Haarausfall lässt sich in manchen Fällen erfolgreich mit den blaugrünen Mikroorganismen bremsen (so beobachtet bei einer Dosierung von nur 6 Tabletten täglich).

Sie müssen jedoch nicht mit der Einnahme von Mikroalgen warten, bis Ihre Haare grau werden oder gar ausfallen: Die regelmäßige Nahrungsergänzung mit Spirulina bringt den Stoffwechsel in Schwung und versorgt den Körper mit allem, was er braucht. Das dankt er uns mit schönem Haar – und auch mit gesunden, festen Fingernägeln.

Hepatitis siehe Leberbeschwerden

Herpes labialis

Ausgerechnet, wenn man etwas Wichtiges vorhat, spürt man es – dieses unangenehme Kribbeln, welches das Auftreten eines Bläschenausschlags an der Lippe ankündigt. Ist er erst einmal ausgebrochen, kommt meist jede Hilfe zu spät, denn so ein Herpes ist in der Regel ausgesprochen hartnäckig und widersetzt sich jeder Behandlung. Da heißt es, sofort zu reagieren: Wer gleich beim ersten Anzeichen damit beginnt, Spirulina-

Tabletten zu lutschen (etwa zehn Stück direkt hintereinander), sorgt dafür, dass sich die Bläschen nicht so stark bilden können.

Jetlag

Gerade für Vielflieger ist interessant, dass die Mikroalge Spirulina dank ihrer stoffwechselanregenden und allgemein stärkenden Wirkung dem gefürchteten Jetlag entgegenwirkt. Ein gesunder, ausreichend mit Vitalstoffen versorgter Körper ist nun einmal wesentlich widerstandsfähiger und verkraftet die bei weiten Flügen unumgängliche Zeitverschiebung sehr viel besser. Auch hier gilt: Öfter mal eine Tablette nehmen.

Kater

Wer mit dem Alkohol etwas über die Stränge geschlagen hat, dem graut meist zu Recht vor dem nächsten Morgen. Der Kater lauert mit Kopfschmerzen und Übelkeit. Ein guter Tipp zur Vorbeugung: Noch vor dem Schlafengehen zehn Tabletten Spirulina mit reichlich Wasser (mindestens zwei Gläser) einnehmen! Das verhindert die schlimmsten Auswirkungen des Alkohols, denn das viele Wasser wirkt der Dehydratation entgegen und Spirulina führt dem Organismus die Nährstoffe zu, die der Alkohol ihm geraubt hat. So braucht der Körper nicht mit den gefürchteten Symptomen zu reagieren. Auch am nächsten Tag gilt: Viel trinken und viel Spirulina nehmen (mindestens 15 Tabletten)!

Krebs

Mikroalgen, das sei vorweg gesagt, sind kein Mittel gegen Krebs! Wichtig in diesem Zusammenhang ist jedoch die Feststellung, dass 90 % aller Krebserkrankungen ernährungs- und umweltbedingt sind, wobei allein 35 % auf das Konto der Ernährung gehen. Entscheidend für den Krankheitsverlauf, so weiß man heute, ist die Mobilisierung der körpereigenen Abwehrfaktoren. Vor diesem Hintergrund wurden in den USA, in Japan und Europa diverse Studien über mögliche positive Wirkungen einer unterstützenden Nahrungsergänzung mit Spirulina und Chlorella bei Krebspatienten durchgeführt – mit durchaus ermutigenden Ergebnissen. Gerade angesichts der Belastungen, denen die Betroffenen im Verlauf Ihrer Behandlung ausgesetzt sind, erscheint eine zusätzliche

Versorgung mit Mikronährstoffen sinnvoll. Schließlich hilft die vitalisierende und entgiftende Wirkung der Mikroalgen dem Organismus, mit den Nebenwirkungen von Chemo- und Strahlentherapie besser fertig zu werden.

Leberbeschwerden

Erkrankungen der Leber sind in unserer modernen Industriegesellschaft auf dem Vormarsch. Ist die Leber erst einmal ernstlich geschädigt, kann man nicht mehr viel tun. Also liegt auch hier der Schwerpunkt auf der Vorbeugung. In diesem Fall erfordert das in erster Linie Selbstdisziplin bei der Ernährung und beim Alkoholkonsum sowie einen aktiven Schutz der Leberzellen. Durch Mikroalgen kann die Leberfunktion unterstützt und angeregt werden. So wirken sowohl Chlorella als auch Spirulina der Ablagerung von Cholesterin in der Leber entgegen, fördern die allgemeine Entgiftung des Organismus und mildern nach Alkoholkonsum dessen toxische Wirkung auf die Leber ab.

Magenprobleme

Wenn uns in unserem Leben emotional schwer Verdauliches begegnet, kann uns das leicht auf den Magen schlagen: Er rebelliert und reagiert mit dumpfem Grollen auf das meiste, was man ihm an Nahrung zuführt. In solchen Zeiten bietet sich Spirulina-Kost an, denn kein pflanzliches Lebensmittel kann es an Verdaulichkeit mit den blaugrünen Winzlingen aufnehmen. Dass sie sich positiv auf Entzündungen im Magen-Darm-Trakt auswirken, zeigte unter anderem eine Studie, die 1996 an Tschernobyl-Kindern durchgeführt wurde (siehe Seite 39).

Milchunverträglichkeit

Machen Sie sich nichts daraus! Die Milch wird zu Unrecht als besonders gesund gepriesen. Wenn Ihr Körper sie ablehnt, weiß er, was gut für Sie ist und was nicht. Kuhmilch enthält zwar reichlich Kalzium, daneben aber auch große Mengen an Phosphaten und das für den Menschen artfremde Kaseineiweiß.

Unter dem Einfluss der menschlichen Magensäure kommt es zu chemischen Reaktionen, die 50 bis 70 % des in der Milch enthaltenen Kalziums binden und daher unresorbierbar machen. Da bleibt von dem viel beschworenen Kalziumreichtum natürlich nicht mehr viel übrig. Aber damit nicht genug: das Kaseineiweiß führt zudem dazu, dass der Körper große Mengen Kalzium über den Urin ausscheidet, mehr sogar als die Milch dem Körper zuführt. Da Milch und Milchprodukte – außer Butter und Sahne – neben Kalzium auch viel Kaseineiweiß enthalten, sind sie eben keine Kalziumlieferanten, sondern Kalziumräuber. Hunderte von wissenschaftlichen Studien haben dieses Phänomen belegt: Werden dem Körper große Mengen Kaseineiweiß zugeführt, so verliert der Körper mehr Kalzium, als er mit der Nahrung zugeführt bekommt, wie hoch die Zufuhr auch sein mag.

Gerade in dieser Hinsicht kann Spirulina einen wertvollen Beitrag zur Gesund-erhaltung des Körpers leisten. Sie enthält nämlich nicht nur wesentlich besser verträgliches pflanzliches Eiweiß, sondern zudem ebenso viel Kalzium wie Milch.

Neurodermitis

Nicht nur Hautrötungen, Schuppung, Nässen und Krustenbildung, sondern auch und vor allem ein quälender Juckreiz machen dem Neurodermitiker das Leben schwer. Die meist kortisonhaltigen Salben, die von Ärzten verschrieben werden, haben zwar eine lindernde Wirkung und beschleunigen die Abheilung, doch die Patienten müssen dafür erhebliche Nebenwirkungen in Kauf nehmen. Darüber hinaus wird mit einer solchen äußerlichen Behandlung nichts an der eigentlichen Ursache der Symptome geändert: Sowohl Neurodermitis als auch Psoriasis sind Stoffwechselstörungen und wenn es nicht zu einer generellen Lebensumstellung kommt, bleiben alle Bemühungen an der Oberfläche hängen. Angesichts dieser Tatsache liegt es auf der Hand, welche Vorzüge eine Nahrungsergänzung mit Mikroalgen hat: Sie aktiviert den Stoffwechsel, reinigt den Organismus und stärkt die Selbstheilungskräfte. Gerade hier kommt es auf eine Behandlung von innen und außen an. Außerdem ist wie bei allen chronischen Krankheitsbildern Geduld gefragt.

Also: Umstellung auf vegetarische Vollwertkost mit Spirulina (dreimal täglich bis zu 15 Tabletten oder 3 gehäufte Tl Pulver) und außerdem die betroffenen Stellen über mindestens einen Monat hinweg täglich mit einer Spirulina-Packung behandeln.

Dazu 1 El Spirulina-Pulver mit etwas Wasser zu einer Paste verrühren und auf die Haut auftragen. Nach etwa einer Viertelstunde mit einem feuchten Waschlappen abnehmen und mit klarem Wasser nachspülen.

Osteoporose

Osteoporose ist eine Krankheit, die durch den Entzug von Kalzium aus den Knochen entsteht und in unserer modernen Zivilisationsgesellschaft als eine der »Volkskrankheiten« schlechthin gilt. Zur Vorbeugung wird auch heute noch immer wieder das Trinken von Milch empfohlen. Interessanterweise sind es aber gerade die Länder mit dem weltweit höchsten Milchverzehr wie die USA, Finnland, Deutschland und die Schweiz, welche die höchste Osteoporoserate zu verzeichnen haben. Warum dies so ist, können Sie unter dem Stichwort »Milchunverträglichkeit« nachlesen. Spirulina ist hier eine hervorragende Alternative. Sie enthält nicht nur wesentlich besser verträgliches pflanzliches Eiweiß, sondern zudem ebenso viel Kalzium wie die zu Unrecht so hoch gepriesene Milch.

Prämenstruelles Syndrom (PMS)

Einmal im Monat werden Millionen Frauen von den teilweise extremen Begleiterscheinungen ihrer Mensis geradezu schachmatt gesetzt. Neuere Untersuchungen führen das sogenannte »prämenstruelle Syndrom« vor allem auf drei Faktoren zurück: zu wenig Bewegung, zu viel Stress und Nährstoffmangel. Letzterer lässt sich mit einer natürlichen Kost mit viel frischem Obst und Gemüse sowie einer Nahrungsergänzung mit Spirulina ausgleichen. Außerdem empfiehlt es sich, auf Kaffee und Zigaretten zu verzichten, da beide als Vitalstoffräuber bekannt sind. Bei Stress helfen Entspannungstraining, meditative Musik und der Verzicht auf Fleisch, welches durch die von den Tieren beim Schlachten durchlittene Todesangst stark mit dem Stresshormon Adrenalin belastet ist. Gegen Bewegungsmangel kann man nur eins tun: sich aufraffen – doch nicht erst, wenn die Beschwerden da sind!

Psoriasis

Ebenso wie die Neurodermitis wird auch die Psoriasis – die Schuppenflechte – oftmals von starkem Juckreiz begleitet. Anders als diese sind hier jedoch in erster Linie Erwachsene betroffen – im europäischen Schnitt etwa 1-2 % der Bevölkerung!

Da die Psoriasis häufig in Verbindung mit Gicht und Diabetes auftritt, liegt die Vermutung nahe, dass es sich auch hier um eine Stoffwechselerkrankung handelt. Vor diesem Hintergrund erklären sich die Erfolge, die hier mit Mikroalgen erreicht werden. Neben einer Umstellung auf vegetarische Vollwertkost können innerlich mit einer Spirulina Nahrungsergänzung und äußerlich mit Spirulina-Packungen deutliche Verbesserungen erzielt werden (Dosierung und Anwendung siehe unter Neurodermitis). Aber auch hier geht es leider nicht ohne Geduld!

Schwangerschaft und Stillzeit

Gerade werdende und frischgebackene Mütter haben oft das Gefühl, in körperlicher Hinsicht zu kurz zu kommen: Der kleine Mensch fordert eben seinen Tribut und die Natur hat es so eingerichtet, dass bei knapper Nährstofflage zuerst das Kind und dann erst die Mutter versorgt werden. Dabei ist Eisenmangel eines der am häufigsten zu beobachtenden Symptome. Dass Frau in dieser Zeit für zwei essen sollte, hat sich mittlerweile längst als Ammenmärchen entpuppt. Doch Vitalstoffe braucht sie schon für zwei. Da ist eine Nahrungsergänzung mit Spirulina besonders wichtig. Ein weiterer Vorteil: Gewöhnt sich das Baby bereits im Mutterleib an die Mikroalgen, schmecken sie ihm auch nach der Geburt, denn es isst all das gern, was es kennt. In Malaysia gibt es übrigens eine Kinderklinik, in der die Mütter während der Schwangerschaft Spirulina bekommen. Nach der Geburt werden auch die Babys damit versorgt.

Besonders gut ist es, bereits vor einer geplanten Schwangerschaft eine Spirulina-Kur zu machen: Dabei wird der Körper einem Großputz unterzogen und es werden all die Gifte ausgeschwemmt, die die Mutter sonst – ohne es zu wollen – an ihr Kind weitergeben würde.

Übergewicht

In den USA und Japan wurden umfangreiche Studien über die gewichtsreduzierende Wirkung von Mikroalgen durchgeführt. Dabei zeigte sich, dass wir es hier zwar nicht mit einer Super-Schlankheitspille zu tun haben, sie den Stoffwechsel aber auf andere Weise positiv beeinflussen kann.

Reduktionsdiäten sind deshalb so schwer einzuhalten, weil darin Dickmacher rigoros gestrichen werden und die Menge der Nahrungsaufnahme drastisch beschränkt wird. Spirulina unterstützt nun den Durchhaltewillen und damit die Erfolgsaussichten einer Diät auf zweifache Weise:

- Zum einen liefert sie große Mengen von Eiweiß, das dank seiner guten Bioverfügbarkeit vom Körper schnell umgesetzt werden kann, sowie Polysaccharide, die den Blutzuckerspiegel stabilisieren und das berühmt-berüchtigte »Elf-Uhr-Loch« abfangen. Es könnte wie ein Widerspruch anmuten, dass Spirulina einesteils Diabetikern zur Senkung, Reduktionsköstlern hingegen zur Anhebung des Blutzuckerspiegels empfohlen wird. Doch gerade an diesem Punkt wird deutlich, dass wir es hier eben nicht mit einem Arzneimittel zu tun haben, das in der Regel nur in einer Richtung wirkt. Spirulina ist und bleibt ein Nahrungsmittel und führt dem Körper die Vitalstoffe zu, die er braucht, um normal funktionieren zu können. Abweichungen von der Norm – ob nach oben oder unten – können so vom Organismus selbst auf natürliche Weise ausgeglichen werden.
- Zum anderen wirken die in Spirulina enthaltenen Nährstoffe direkt auf die Neurotransmitter im Gehirn, die unseren Ehrgeiz, unsere Stimmungen und unseren Appetit kontrollieren. Besonders die Aminosäuren Phenylalanin und Tyrosin scheinen die Gehirnchemie in dieser Hinsicht positiv zu beeinflussen, doch auch andere Aminosäuren wirken sich vorteilhaft auf unseren Gemütszustand, das subjektive Wohlbefinden und auch unser Hungergefühl aus.
- Na, wenn da die nächste Frühjahrsdiät kein Erfolg wird…

Übersäuerung

Glaubt man den Statistiken, so sind 90% aller Erwachsenen »übersäuert«. Doch was heißt das?

Wenn wir Nahrung aufnehmen, wird diese vom Körper in Energie umgesetzt. Bei diesem Prozess werden als Abfallprodukte Kohlendioxid und Wasserstoff-Ionen freigesetzt. Erstere scheiden wir beim Ausatmen über die Lunge aus, letztere aber verbinden sich zunächst mit Sauerstoff und gelangen ins Blut, von wo aus sie nach und nach über die Nieren ausgeschieden werden. Bleiben zu viele dieser Wasserstoff-Ionen im Blut, so sprechen wir von einer Übersäuerung.

Für die Ausscheidung der steigenden Anzahl von Wasserstoff-Ionen wird mehr und mehr Sauerstoff beansprucht, sodass dieser dem Körper entzogen wird. Als Folge stellen sich Müdigkeit, Infektanfälligkeit und generelle Lustlosigkeit – letztendlich sogar ernstliche Krankheiten – ein.

Dies ist der Grund, warum die Übersäuerung oftmals auch als »Nährboden für Krankheiten« bezeichnet wird.

Als Grund für die Übersäuerung des Organismus sind in erster Linie mineralstoffarme Ernährung und Stress zu nennen. Da Spirulina reichlich Mineralien und Spurenelemente in ausgewogener Mischung enthält, ist sie ein ideales Mittel, um der Übersäuerung entgegenzuwirken und so die Widerstandskraft gegenüber Krankheiten sowie das allgemeine Wohlbefinden zu stärken.

Verstopfung

Bei ballaststoffarmer Ernährung können sich im Darm Schlacken festsetzen, die auf lange Sicht zu Verstopfung, Darmträgheit, beeinträchtigter Nährstoff-absorption und sogar Darmkrebs führen können. Spirulina ist ein Stoffwechselaktivator, der die Verbrennung von schlackenbildenden Substanzen fördert, die Darmperistaltik anregt und die Sekretion von Verdauungssäften fördert. Chlorella mit ihrem hohen Zelluloseanteil ist ballaststoffreich und bindet Giftstoffe im Darm. So tragen beide zu einer Aktivierung des Verdauungsapparates bei und helfen oft selbst bei chronischer Verstopfung.

Zusätzliche Maßnahmen: Viel Bewegung und eine Umstellung auf ballaststoffreiche Ernährung, z. B. mit viel Obst, Rohkost, Vollkornprodukten. Besonders hilfreich bei Verstopfung sind auch Leinsamen und Weizenkleie.

Wunden

Im Prinzip wurde bereits in den fünfziger Jahren in Laborversuchen der Nachweis erbracht, dass Chlorophyll – also eben jener grüne Farbstoff, der so reichlich in Mikroalgen enthalten ist – die Zellteilung anregt. Da man damals noch nicht über die notwendigen Apparaturen zur Trennung des Chlorophylls von anderen pflanzlichen Pigmenten verfügte, schrieb man die beobachtete Wirkung dem Carotin zu. Erst später wurde entdeckt, dass das im Chlorophyll enthaltene Magnesium eine wichtige Rolle bei der Wundheilung spielt.

Wenn anaerobe Bakterien (das heißt Bakterien, die unter Ausschluss von Sauerstoff gedeihen und bei Kontakt damit absterben, wie beispielsweise die Tetanus-Erreger) in eine offene Wunde gelangen, so entsteht ein ausgesprochen unangenehmer Geruch, der durch Chlorophyll unterbunden wird. Gleichzeitig hat der grüne Farbstoff eine sterilisierende Wirkung und verhindert die Vermehrung von Bakterien.

Neben der infektionshemmenden Wirkung regt er außerdem das Zellwachstum an. Ein weiterer Vorteil: Chlorophyll trocknet Wunden aus und vermindert die Sekretbildung. Bei Verletzungen ist also die Einnahme von Mikroalgen anzuraten. Bei Schnittwunden wirkt ein Algenumschlag wahre Wunder: Etwas Spirulina-Pulver mit Wasser vermischen, auf den Schnitt streichen, mit einer Mullbinde bedecken. Das stillt die Blutung, zieht die Wunde zusammen und beugt Infektionen vor.

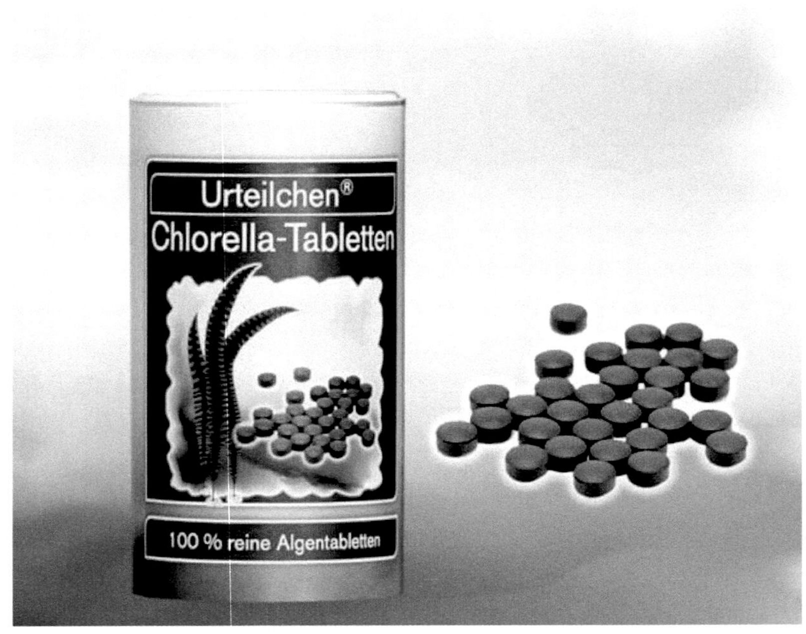

Urteilchen Chlorella-Tabletten 400 mg - 600 g
(ca. 1.500 Tabletten)

Art.Nr.: UR-348 75,60 EUR
(126,00 EUR pro kg)

Urteilchen Chlorella-Tabletten 400 mg - 100 g
(ca. 250 Tabletten)

Art.Nr.: UR-347 16,20 EUR
(16,20 EUR pro 100 g)

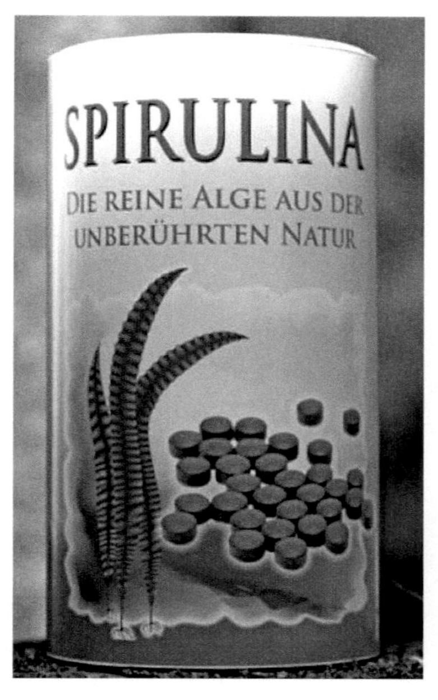

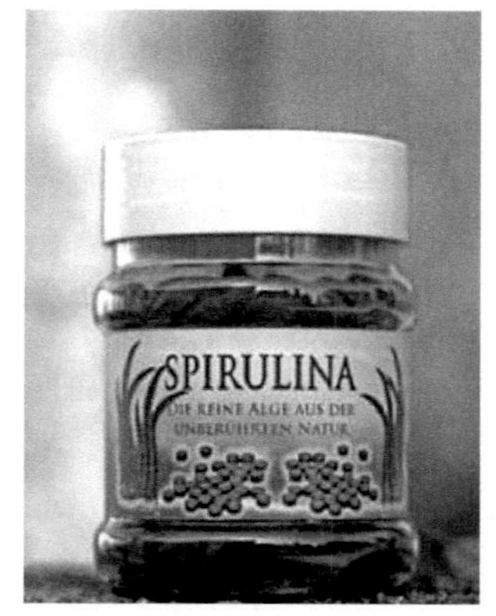

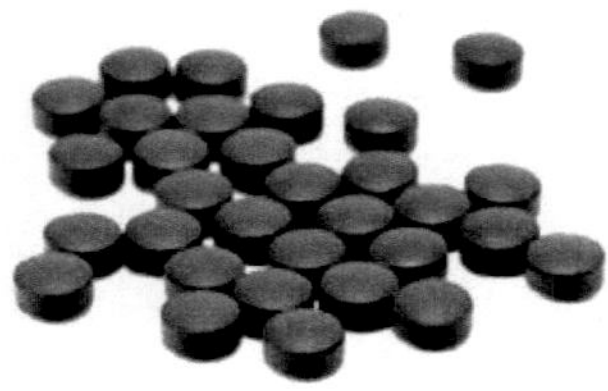

Spirulina 400 mg - 600 g
(ca. 1.500 Stück)

Art.Nr.: WU-908 72,00 EUR
(120,00 EUR pro kg)

Spirulina 400 mg - 100 g
(ca. 250 Stück)

Art.Nr.: WU-907 14,40 EUR
(14,40 EUR pro 100 g)

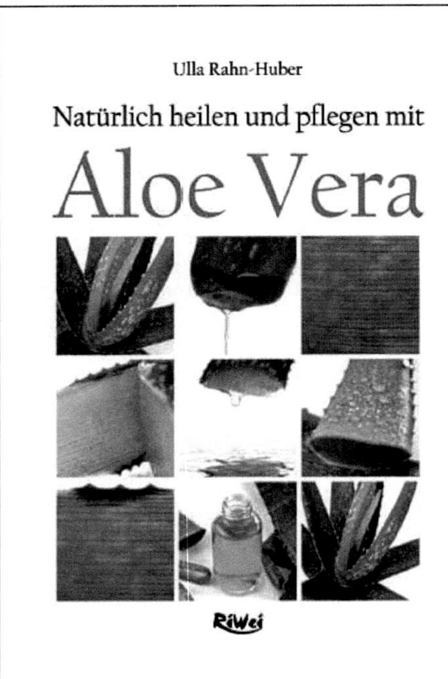

Ebenfalls von der Autorin Ulla Rahn-Huber erschienen

Natürlich heilen und pflegen mit
Aloe Vera

Natürliche Schönheit mit der Wüstenpflanze

Aloe Vera, das Liliengewächs aus der Wüste, gedeiht selbst unter härtesten Bedingungen. Ihre Blätter enthalten ein Gel, das besonders die Immunabwehr stärkt. Daneben bietet sie wertvolle Substanzen für die Haut – Aloe Vera ist ein echtes Schönheitselixier.
Dieser Ratgeber zeigt, welche Produkte auf dem Markt erhältlich sind, wie Aloe Vera auch als Zimmerpflanze wächst und gedeiht und wie man ihre Wirkung für Gesundheit, Ernährung und Schönheitspflege am besten einsetzt.

Über die Autorin:

Ulla Rahn-Huber arbeitet als Übersetzerin und freie Autorin im Bereich ganzheitliches Leben und Heilen. Nach einer gesundheitlichen Krise ließ sie sich zur Lebensberaterin ausbilden und setzte sich intensiv mit den Methoden alternativer Therapie sowie bewusster Ernährung auseinander.

www.bestoffverlag.de · ISBN 978-3-89758-345-0 · Euro 7,90

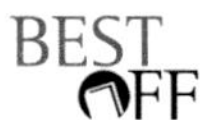